Ananta Titare
Mahesh Narkhede

Efeito atenuante da fluvastatina e da dapagliflozina

Ananta Titare
Mahesh Narkhede

Efeito atenuante da fluvastatina e da dapagliflozina

em ratos diabéticos

ScienciaScripts

Cover image: www.ingimage.com

This book is a translation from the original published under ISBN 978-620-6-77011-4.

Publisher:
Sciencia Scripts
is a trademark of
Dodo Books Indian Ocean Ltd. and OmniScriptum S.R.L publishing group

120 High Road, East Finchley, London, N2 9ED, United Kingdom
Str. Armeneasca 28/1, office 1, Chisinau MD-2012, Republic of Moldova, Europe
Printed at: see last page
ISBN: 978-620-8-27185-5

Conteúdo

1 INTRODUÇÃO

1.1. Síndrome Metabólica

A síndrome metabólica pode ser definida como um conjunto de factores de risco inter-relacionados que estão associados a um risco acrescido de diabetes e de doenças cardiovasculares. [1] Estima-se que cerca de 20 a 25% da população adulta mundial sofra da síndrome metabólica e que tenha três vezes mais probabilidades de sofrer um ataque cardíaco ou um acidente vascular cerebral do que as pessoas sem a síndrome. Além disso, as pessoas com síndrome metabólica têm um risco cinco vezes maior de desenvolver diabetes tipo 2. [2] A diabetes tipo 2, que representa 90% de toda a diabetes, tornou-se uma das principais causas de doença e morte prematuras, principalmente devido ao aumento do risco de DCV, que é responsável por cerca de 80% das mortes. [3]

1.2. Diabetes Mellitus (DM)

O termo diabetes mellitus descreve uma doença metabólica de etiologia múltipla caracterizada por hiperglicemia crónica com perturbações do metabolismo dos hidratos de carbono, das gorduras e das proteínas resultantes de defeitos na secreção de insulina, na ação da insulina ou em ambas. Os efeitos da DM incluem danos a longo prazo, disfunção e falência de vários órgãos. A DM pode apresentar-se com sintomas caraterísticos, como sede, poliúria, visão turva e perda de peso. Nas suas formas mais graves, pode desenvolver-se cetoacidose ou um estado hiperosmolar não cetótico, que pode levar a estupor, coma e, na ausência de tratamento eficaz, à morte. Os efeitos a longo prazo da DM incluem o desenvolvimento progressivo das complicações específicas da retinopatia com potencial cegueira, nefropatia que pode levar a insuficiência renal, e/ou neuropatia com risco de úlceras nos pés, amputação, articulações de Charcot e caraterísticas de disfunção autonómica, incluindo disfunção sexual. As pessoas com diabetes correm um risco acrescido de doença cardiovascular, vascular periférica e cerebrovascular.[4]

A DM é uma doença comum em todo o mundo que afectava aproximadamente 150 milhões de pessoas em 2000, prevendo-se que aumente para 220 milhões em 2010. A diabetes e as suas complicações associadas tornaram-se um problema de saúde pública de magnitude considerável. A DCV causa a maior parte do excesso de morbilidade e mortalidade na DM.[5]

1.2.1. Tipos de Diabetes Mellitus

Existem dois tipos principais de diabetes mellitus:

- Diabetes tipo 1 (anteriormente conhecida como diabetes mellitus dependente de insulina (IDDM) ou diabetes juvenil).
- Diabetes tipo 2 (anteriormente conhecida como diabetes mellitus não insulino-dependente (NIDDM) ou diabetes de início na maturidade).

1.2.1.1. Diabetes Mellitus tipo 1 (Diabetes devida à ausência de insulina)

Anteriormente conhecida como diabetes mellitus insulino-dependente (IDDM) é causada pela falta de secreção de insulina. A DM tipo 1 é uma doença autoimune que afecta em média 0,3%. É o resultado da destruição das células B devido à natureza agressiva das células presentes no corpo. Os investigadores acreditam que alguns dos factores que podem desencadear a DM tipo 1 podem ser genéticos, uma dieta pobre (má nutrição) e ambientais (vírus que afectam o pâncreas). Em segundo lugar, na maioria dos casos, a diabetes ocorre porque há uma secreção anormal de algumas **hormonas** no sangue, que actuam como antagonistas da insulina, por exemplo, a hormona adrenocortical, a hormona adrenalina e a hormona da tiroide.[4]

1.2.1.2. Patogénese da DM tipo 1

Três mecanismos interligados são responsáveis pela destruição das células dos ilhéus.

I) Suscetibilidade genética

Pelo menos um dos genes de suscetibilidade para a DM tipo 1 reside na região que codifica os antigénios de classe II do complexo principal de histocompatibilidade (MHC) no cromossoma GP21 (HLA-D). A região HLA-D contém três classes de genes (DP, DQ e DR). As moléculas de classe II são altamente polimórficas e cada uma tem vários alelos. Cerca de 95% dos doentes brancos com DM tipo 1 têm alelos HLA-DR3 ou HLA-DR4 ou ambos, ao passo que na população em geral a prevalência destes antigénios é de apenas 45%.

II) Auto-Imunidade

O início clínico da DM tipo 1 é abrupto; esta doença resulta, de facto, de um ataque autoimune crónico das células B que existe normalmente durante muitos anos antes de a doença se tornar evidente. Um linfócito com um infiltrado inflamatório rico (insulite) é o efeito benéfico da fluvastatina e da dapagliflozina na disfunção endotelial vascular em ratos diabéticos.

observada nas ilhotas de doentes com diabetes precoce. A infiltração consiste maioritariamente em linfócitos CD8T, mais um número variável de células CY4T e macrófagos. As células CD4T de animais com diabetes autoimune podem transferir a diabetes para animais normais, estabelecendo assim a principal autoimunidade das células T na DM tipo 1. Cerca de 70% a 80% dos doentes com DM tipo 1 têm auto-anticorpos das células dos ilhéus contra antigénios intracelulares das células dos ilhéus, como o ácido glutâmico descarboxilose (GAD), o "antigénio 2 dos ilhéus" (tirosina fosfatase 1a-2a), a insulina e os gangliosídeos.

III) Factores ambientais

Vírus

Estudos epidemiológicos sugerem a ação de vírus. Há muito tempo que se tem notado a presença de uma infeção viral no diagnóstico de novos casos, bem como a associação entre os vírus coxsackie do grupo B e as doenças pancreáticas, incluindo a diabetes. Tem sido postulado que um desses vírus causa uma lesão ligeira nas células B, seguida de uma reação autoimune contra antigénios previamente sequestrados em células B alteradas por vírus em pessoas com suscetibilidade ligada ao HLA. Outra é o desenvolvimento de uma resposta imunitária contra uma proteína viral que partilha sequências de aminoácidos com uma proteína das células B (mimetismo molecular).

IV) Outros

A exposição antigénica pode também provir de outras fontes. As crianças que ingerem produtos lácteos de vaca no início da vida (antes dos 4 meses de idade) têm um risco 1,5 vezes maior de desenvolver DM tipo 1 do que as que não ingerem, o que aumenta o espetro de um antigénio de reação cruzada no leite de vaca.

1.2.2. Diabetes Mellitus tipo 2 (Diabetes devida à ineficácia da insulina)

Anteriormente conhecida como diabetes mellitus não insulino-dependente (NIDDM), é causada por uma diminuição da sensibilidade dos tecidos-alvo ao efeito metabólico da insulina. Esta sensibilidade reduzida à insulina é frequentemente designada por resistência à insulina. Anteriormente conhecida por diabetes relacionada com a obesidade, estão a ser realizados estudos para compreender o impacto real da obesidade infantil. A DM tipo 2 demora pelo menos cerca de 10 anos e, por vezes, ainda mais tempo a desenvolver-se quando está relacionada com problemas de obesidade.

Esta tendência parece estar relacionada principalmente com o aumento da prevalência da obesidade, o fator de risco mais importante para a DM tipo 2, tanto em crianças como em adultos. A DM tipo 2 é uma das doenças mais temidas porque pode afetar outras partes do corpo e causar danos graves.[4,5]

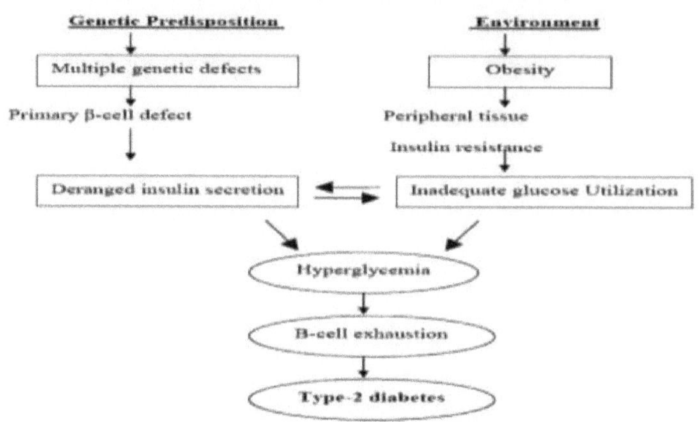

Fig.1.1. Patogénese da DM tipo 2

1.2.3. Prevalência de DM tipo 2

A diabetes surgiu como um importante problema de saúde na Índia. De acordo com o Atlas da Diabetes publicado pela Federação Internacional da Diabetes (IDF), estima-se que, em 2007, havia 41 milhões de pessoas com diabetes na Índia e prevê-se que este número aumente para quase 70 milhões de pessoas até 2025. Os países com o maior número de pessoas diabéticas serão a Índia, a China e os EUA até 2030. Estima-se que uma em cada cinco pessoas com diabetes será um indiano. Devido a estes números, o peso económico da diabetes na Índia é um dos mais elevados do mundo. No entanto, o verdadeiro ónus da doença deve-se às complicações associadas, que conduzem a um aumento da morbilidade e da mortalidade. [6]

Quadro 1.1 Os dez países com o maior número estimado de adultos com DM tipo 2 em 1995 e 2025

CLASSIFICAÇÃO	PAÍS	1995 (MILHÕES)	2025 (MILHÕES)
1	Índia	19.4	57.2
2	China	16.0	37.6
3	EUA	13.9	21.9
4	Federação Russa	08.9	12.2
5	Japão	06.3	08.5
6	Brasil	04.9	11.6
7	Indonésia	04.5	11.6
8	Paquistão	04.3	14.5
9	México	03.8	11.7
10	Ucrânia	03.6	09.3
Todos os outros países		49.7	103.6
Total		135.3	300.0

1.2.4. Diagnóstico da Síndrome Metabólica

A nível mundial, as doenças cardiovasculares continuam a ser a principal causa de mortalidade e morbilidade, com a sua incidência a aumentar de forma alarmante nos países em desenvolvimento. A diabetes está a aumentar em paralelo com o aumento da obesidade e a

diminuição da atividade física, alimentando o aumento das DCV. Também tem havido confusão quanto ao facto de se tratar de uma doença, de uma construção fisiopatológica, de um instrumento de diagnóstico ou de todos os três e, na verdade, têm sido expressas dúvidas quanto à sua existência.[7] Na sua forma mais simples, trata-se de um conjunto de factores de risco inter-relacionados para a DCV e a diabetes, que coincidem com mais frequência do que apenas por acaso. Gostaríamos de salientar que a síndrome metabólica é um conceito em evolução, que tem efetivamente um papel clínico e que tem estimulado muito interesse na base patológica do grupo.
O interesse moderno no agrupamento de factores de risco cardiovascular e de diabetes começou com o artigo histórico de Reaven em 1988. Reaven descreveu a "síndrome X" como um conjunto de hiperinsulinemia, hiperglicemia, hipertensão, aumento dos triglicéridos da lipoproteína de densidade muito baixa e níveis baixos de colesterol HDL, sugerindo que a resistência à insulina era o fator etiológico subjacente. É importante salientar que também sugeriu que as alterações nos ácidos gordos não esterificados desempenhavam um papel fundamental na interação entre hiperinsulinemia, intolerância à glicose e resistência à insulina. Mostrou que a resistência à insulina estava correlacionada com cada um dos outros factores e sugeriu que as pessoas com este grupo apresentavam um risco acrescido de DCV.[1]

Anomalias associadas à resistência à insulina

Aumento da tensão arterial
Disglicemia
Hiperuricemia
Dislipidemia

- Aumento dos triglicéridos VLDL
- Colesterol HDL baixo
- Aumento das partículas pequenas e densas de LDL Disfunção endotelial
- Aumento dos níveis de moléculas de adesão
- Diminuição da vasodilatação dependente do endotélio Hipercoaguabilidade
- Aumento do PAI-1

Aumento do fibrinogénio

Foi aplicada uma série de novas designações ao grupo, incluindo síndrome metabólica, síndrome metabólica X, síndrome metabólica cardiovascular, síndrome de agrupamento de factores de risco cardiovascular crónico, síndrome plurimetabólica, síndrome dismetabólica, síndrome cardiometabólica e "quarteto mortal", bem como síndrome de resistência à insulina. [8] De um modo geral, a síndrome metabólica tornou-se o termo aceite e tendeu a ser preferido em relação à síndrome de resistência à insulina, uma vez que tinha menos conotações etiológicas. No entanto, não se chegou a acordo sobre os principais componentes nem sobre os pontos de corte para esses componentes, tendo a maioria dos autores utilizado os seus próprios pontos de corte arbitrários. Este facto levou um grupo de consulta da Organização Mundial de Saúde (OMS) a tentar produzir uma definição de trabalho. [1,9]

A premissa para o esforço da OMS em definir a síndrome metabólica foi a falta de qualquer definição internacional. Afirmaram cuidadosamente que a sua nova definição não implicava causalidade e que devia ser vista como um ponto de partida, uma definição de trabalho para permitir comparações e trabalhos futuros e para ser melhorada quando houvesse mais informação disponível. [10] Em particular, consideraram que eram necessários dados para apoiar a importância relativa de cada componente.

1.2.5. Critérios da OMS para o diagnóstico da Síndrome Metabólica

1.2.6.

Critérios da Organização Mundial de Saúde para a síndrome metabólica.

Componente essencial: Regulação deficiente da glucose ou diabetes e/ou resistência à insulina (em condições hiperinsulinémicas, captação de glucose inferior ao quartil mais baixo da população de base)
Mais duas das seguintes opções:
Aumento da pressão arterial (> 140/90 mmHg)
Triglicéridos plasmáticos elevados (> 1,7 mmol/L; 150 mg/dL) e/ou colesterol HDL baixo (<0,9 mmol/L; 35 mg/dL nos homens: <1,0 mmol/L, 39 mg/dL nas mulheres)
Obesidade central (homens: relação cintura-quadril > 0,90; mulheres: relação cintura-quadril > 0,85) e/ou IMC > 30 kg/m2
Microalbuminúria (taxa de excreção urinária de albumina > 20 g/min ou albumina :
- rácio de creatinina > 30 mg/g)

1.2.6.1. Diagnóstico da diabetes

Os requisitos para a confirmação do diagnóstico de uma pessoa que apresente sintomas graves e hiperglicemia grosseira são diferentes dos de uma pessoa assintomática com valores de glucose no sangue que se encontrem ligeiramente acima do valor de corte de diagnóstico. O diagnóstico de diabetes num indivíduo assintomático nunca deve ser feito com base num único valor anormal de glicemia. Para a pessoa assintomática, é essencial pelo menos um resultado adicional de um teste de glucose no plasma/sangue com um valor no intervalo diabético, quer em jejum, quer a partir de uma amostra aleatória (casual), quer a partir do teste oral de tolerância à glucose (OGTT). Pensou-se que a hemoglobina glicada, que reflecte a glicemia média ao longo de um período de semanas, proporcionava esse teste.[4] A consulta da OMS concluiu que a HbA1c pode ser utilizada como teste de diagnóstico da diabetes, desde que existam testes de garantia de qualidade rigorosos e que os ensaios sejam normalizados de acordo com critérios alinhados com os valores de referência internacionais, e que não existam condições que impeçam a sua medição exacta.[11]

1.2.6.2. Critérios de diagnóstico da Diabetes

A principal alteração recomendada pela OMS nos critérios de diagnóstico da diabetes mellitus é a redução do valor de diagnóstico da concentração de glucose no plasma em jejum para 7,0 mmol/l (126 mg/dl) ou mais, em vez do nível anterior de 7,8 mmol/l (140 mg/dl) ou mais. Para o sangue total, o novo nível proposto é de 6,1 mmol/l (110 mg/dl) e superior, em vez dos anteriores 6,7 mmol/l (120 mg/dl). Além disso, vários estudos demonstraram um risco acrescido de doença microvascular em pessoas com concentrações de glucose plasmática em jejum iguais ou superiores a 7,0 mmol/l (126 mg/dl) e de doença macrovascular em pessoas com essas concentrações em jejum, mesmo naquelas com valores de 2 horas inferiores a 7,8 mmol/l (140 mg/dl).[4] A hemoglobina glicosilada (HbA1c) de 6,5% é recomendada como ponto de corte para o diagnóstico da diabetes. Um valor inferior a 6,5% não exclui a diabetes diagnosticada através de testes de glucose. O grupo de peritos concluiu que não existem atualmente provas suficientes para fazer qualquer recomendação formal sobre a interpretação de níveis de HbA1c inferiores a 6,5%.[11]

1.2.6. Drogas em uso

1.2.6.1. Medicamentos para a diabetes

Insulina

- A insulina humana é produzida por tecnologia DE ADN recombinante. Para utilização de rotina, é administrada por via subcutânea (por perfusão intravenosa em situações de emergência).

Formulações de insulina

As diferentes formulações de insulina diferem na sua duração de ação:

o Insulina solúvel de ação rápida e curta: o pico de ação após administração subcutânea é de 2-4 horas e a duração é de 6-8 horas; é a única formulação que pode ser administrada por via intravenosa.

- o Insulina de ação intermédia (insulina isofano).
- o Formas de ação prolongada (suspensão de insulina de zinco).

Medicamentos hipoglicemiantes orais

Estes são utilizados na diabetes de tipo 2.[12]

- o Biguanidas (metformina)
- o Sulfonilureias e outros medicamentos que estimulam a secreção de insulina (tolbutamida, glibenclamida, glimepirida)
- o Tiazolidinedionas (rosiglitazona, pioglitazona)
- o Inibidores da diapeptidil-peptidase 4 (saxagliptina, sitagliptina)

1.2.6.2. Medicamentos na hipertensão

Os medicamentos utilizados na hipertensão são os seguintes [12]

Diuréticos

1. Tiazidas e agentes afins
(hidroclorotiazida, clortalidona, *etc.)*
2. Diuréticos de ansa
(furosemida, bumetanida, torsemida, ácido etacrínico)
3. K^+ - diuréticos poupadores
(amilorida, triamtereno, espironolactona)

Medicamentos simpatolíticos

1. в Antagonistas adrenérgicos
(metoprolol, atenolol, *etc.)*
2. a Antagonistas adrenérgicos
(prazosina, terazosina, doxazosina, fenoxibenzamina, fentolamina)
3. Antagonistas adrenérgicos mistos
(labetalol, carvedilol)
4. Agentes de ação central
(metildopa, clonidina, guanabenz, guanfacina)
5. Agentes bloqueadores dos neurónios adrenérgicos
(guanadrel, reserpina)

Bloqueadores dos canais de Ca $^{2+}$

(verapamil, diltiazem, nimodipina, felodipina, nicardipina, isradipina, amlodipina)

Inibidores da enzima de conversão da angiotensina

(captopril, enalapril, lisinopril, quinapril, ramipril, benazepril, fosinopril, moexipril, perindopril, trandolapril)

Antagonistas dos receptores da angiotensina II

(losartan, candesartan, irbesartan, valsartan, telmisartan)

Vasodilatadores

1. Arterial
(hidralazina, minoxidil, diazóxido, fenoldopam)
2. Arterial e venoso
(nitroprussiato)

1.2.6.3. Medicamentos na hiperlipidemia

Derivados do ácido fíbrico

(clofibrato, gemfibrozil, fenofibrato, bezafibrato)

Inibidores da HMG-CoA redutase

(lovastatina, atorvastatina, fluvastatina, pravastatina, sinvastatina, rosuvastatina)

Resinas de ligação aos ácidos biliares
(colestiramina, colestipol)
Diversos
(ácido nicotínico, probocol, dextrotiroxina)

1.3. Componentes da Síndrome Metabólica

1.3.1. Dislipidemia

A dislipidemia é a perturbação do metabolismo dos lípidos e das lipoproteínas em indivíduos com resistência à insulina. As caraterísticas mais comuns dos distúrbios lipídicos em indivíduos resistentes à insulina são a elevação dos triglicéridos e os baixos níveis de colesterol da lipoproteína de alta densidade (HDL). O aumento das partículas remanescentes ricas em triglicéridos no estado pós-prandial em doentes com síndrome metabólica pode desempenhar um papel importante no desenvolvimento da aterosclerose e subsequente doença cardiovascular. A dislipidemia é um ator central no desenvolvimento da aterosclerose no contexto da resistência à insulina e de outros componentes da síndrome metabólica.

Os níveis elevados de triglicéridos e a diminuição dos níveis de colesterol HDL estão incluídos nos critérios para o diagnóstico da síndrome metabólica, de acordo com as definições da OMS. Como já foi referido, estas anomalias lipídicas são reconhecidas como factores de risco para a DCV aterosclerótica. [7] Mais de metade dos doentes diagnosticados com a síndrome metabólica apresentam níveis elevados de LDL. A resistência à insulina é fundamental para a dislipidemia da síndrome metabólica. Na presença de resistência à insulina, verifica-se um aumento do fluxo de ácidos gordos livres do tecido adiposo para o fígado, em resultado da diminuição da inibição da lipase sensível à hormona. Os ácidos gordos estimulam o aumento da produção hepática e a secreção de lipoproteínas de muito baixa densidade (VLDL), que também é aumentada pela resistência à insulina e pela hiperinsulinemia.

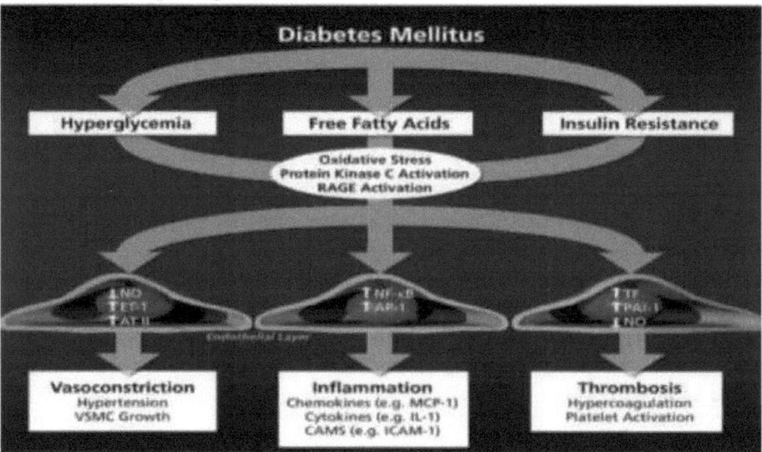

Fig 1.2. As anomalias metabólicas que caracterizam a diabetes, nomeadamente a hiperglicemia, os ácidos gordos livres e a resistência à insulina, provocam mecanismos moleculares que alteram a função e a estrutura dos vasos sanguíneos[13].

Os ácidos gordos não esterificados (NEFA) estão presentes no plasma principalmente como produtos da lipólise dos triglicéridos armazenados no tecido adiposo. São os principais substratos para o metabolismo energético no estado de jejum, quando os níveis de insulina e glucose são relativamente baixos. Os NEFA circulantes são também os principais substratos para a síntese hepática de triglicéridos. Os aumentos das concentrações de insulina, como os que ocorrem no estado de alimentação, suprimem normalmente os NEFA plasmáticos, principalmente através da inibição da lipase sensível à hormona, a enzima responsável pela lipólise.

Os NEFA circulantes são os principais substratos para a síntese de triglicéridos no fígado, e a síntese e secreção de triglicéridos são estimuladas pelo aumento do fluxo de NEFA para o fígado. Assim, existe uma relação direta entre a resistência à supressão insulínica dos NEFA e a síntese e secreção de triglicéridos de muito baixa densidade (VLDL).[8]

1.3.2. Hiperglicemia

Na homeostase normal da glicose, os níveis plasmáticos de glicose aumentam porque a quantidade de glicose que entra na circulação excede a quantidade de glicose que sai da circulação. Em pessoas com síndrome metabólica ou DM tipo 2, o problema principal é a libertação excessiva de glicose na circulação e não a redução da remoção de glicose. À medida que a tolerância à glucose se deteriora, os níveis de glucose no plasma pós-prandial aumentam mais cedo e mais rapidamente do que os níveis de glucose no plasma em jejum. Normalmente, após a ingestão de uma refeição, a libertação de glicose para o plasma devido à glicogenólise e à gluconeogénese é acentuadamente suprimida. A glicogenólise é praticamente suprimida, permitindo assim a reposição do glicogénio hepático. A via gluconeogénica continua a funcionar, mas no estado pós-prandial, a maior parte dos precursores de três carbonos (lactato, alanina, piruvato e glicerol) são desviados para o glicogénio (via indireta) e não para a glicose plasmática. Consequentemente, a maior parte da glicose que entra na circulação sistémica representa hidratos de carbono provenientes da refeição que escaparam ao sequestro hepático inicial (glicogénio) ou à utilização (glicólise), e à gluconeogénese renal, que na realidade aumenta após a ingestão da refeição. A regulação da libertação de glicose pós-prandial é, em grande parte, função das alterações da secreção de insulina e glucagon, das alterações da atividade do sistema nervoso simpático e da sensibilidade do fígado e do rim a estes factores.[7]

Nas pessoas com síndrome metabólica ou DM tipo 2, foram identificadas várias anomalias. Em primeiro lugar, a supressão da glicogenólise e da gluconeogénese é reduzida e há um aumento da ciclagem do glicogénio hepático, pelo que, numa fase inicial, mais glicose ingerida escapa ao sequestro hepático e entra na circulação sistémica. Consequentemente, a libertação global de glicose na circulação sistémica aumenta e a repleção líquida de glicogénio hepático é reduzida.[8]

Embora os estudos sobre a via do poliol e a glicação não enzimática permaneçam inconclusivos até à data, estudos mais recentes apontam fortemente para um papel decisivo da via DAG-PKC nas complicações vasculares associadas à diabetes. A incubação do tecido vascular com concentrações elevadas de glicose aumenta os níveis intracelulares de DAG, o que acaba por levar à ativação da PKC. A disfunção endotelial induzida pela glucose elevada pode ser corrigida com inibidores da PKC.[14] Estas observações in vitro são apoiadas por estudos que demonstram que o tratamento in vivo com inibidores da PKC melhora as complicações vasculares em ratos diabéticos. Os mecanismos subjacentes à disfunção endotelial mediada pela PKC permanecem mal compreendidos. Experiências in vitro demonstraram que a fosforilação da proteína óxido nítrico sintase (NOS) III mediada pela PKC pode reduzir a atividade da enzima. A estimulação das células endoteliais com ésteres de forbol (activadores diretos da PKC) ou com glucose aumenta a expressão da NOS III.[15]

A glicose também aumenta consideravelmente a produção de superóxido endotelial, levando a uma maior formação vascular do produto da reação óxido nítrico (NO)/superóxido, o peroxinitrito. Foi recentemente demonstrado que o peroxinitrito, por sua vez, oxida avidamente a tetrahidrobiopterina, um cofator da NOS III, em dihidrobiopterina.[16] O aumento da produção de superóxido na diabetes não se restringe às células endoteliais, tendo sido também demonstrado um aumento na camada muscular lisa. Curiosamente, a transfecção adenoviral da NOS III em vasos diabéticos melhorou os relaxamentos dependentes do endotélio sem alterar a produção de superóxido das células musculares lisas vasculares, uma observação que pode apontar para uma contribuição significativa da NOS disfuncional para a disfunção endotelial na diabetes.[17]

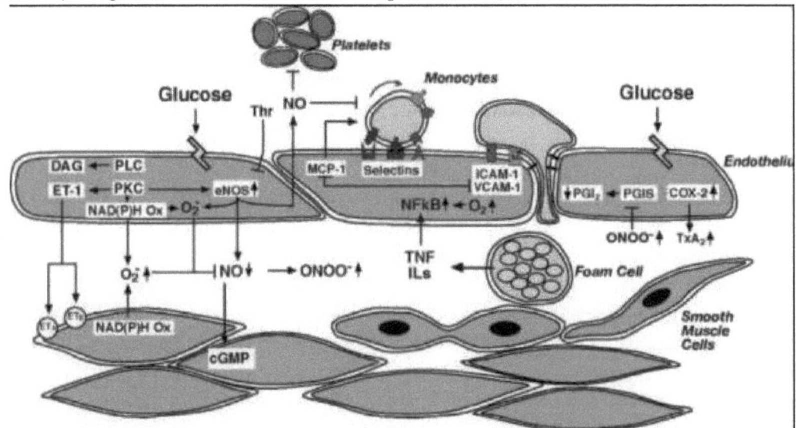

Fig 1.3. Hiperglicemia e substâncias vasoactivas derivadas do endotélio. A hiperglicemia diminuiu a biodisponibilidade do óxido nítrico (NO) e da prostaciclina (PGI2) e aumentou a síntese de prostanóides vasoconstritores e endotelina (ET-1) através de múltiplos mecanismos, conforme discutido no texto. PLC indica fosfolipase C; DAG, diacilglicerol; PKC, proteína quinase C; eNOS, óxido nítrico sintase endotelial; Thr, trombina; NAD(P)H Ox, nicotinamida adenina dinucleotídeo fosfato oxidase; O_2^- , anião superóxido; $ONOO^-$, peroxinitrito; MCP-1, proteína quimioatraente de monócitos-1; NTK('), fator nuclear kappa B; TNF, fator de necrose tumoral; ILs, interleucinas; e COX-2, ciclooxigenase-2.[13]

1.3.3. Hiperinsulinemia

A resistência à insulina é uma das principais caraterísticas da síndrome metabólica e da DM tipo 2 e precede o desenvolvimento clínico da doença em 10-20 anos. A resistência à insulina é causada pela diminuição da capacidade dos tecidos-alvo periféricos (músculo e fígado) de responderem corretamente aos níveis normais de insulina e o indivíduo necessita de uma maior quantidade de insulina para uma utilização adequada da glicose. Por conseguinte, a secreção pancreática de insulina aumenta para manter a homeostase normal da glicose, o que resulta num nível mais elevado de insulina circulante no sangue, também designado por hiperinsulinemia.[18]

No entanto, a reserva pancreática acaba por diminuir face às crescentes exigências periféricas e, consequentemente, as concentrações de glucose aumentam, anunciando o diagnóstico de DM tipo 2 quando as concentrações plasmáticas de glucose ultrapassam os limites de diagnóstico universalmente aceites, quer em jejum, quer após carga de glucose. [19] O desenvolvimento de DCV aterosclerótica é a principal complicação da DM tipo 2, mas a DCV clínica pode também preceder o desenvolvimento da diabetes, apoiando a hipótese de que a diabetes e a DCV partilham antecedentes comuns.

Uma síndrome de resistência à insulina pode constituir este antecedente comum, mas os mecanismos que unificam os diversos efeitos da resistência à insulina não estão bem definidos. A resistência à insulina é um fator estabelecido na patogénese da DM tipo 2, mas tem uma associação incerta com a DCV. A inflamação subclínica pode ser um fator unificador porque é um precursor da DCV, está associada à resistência à insulina e precede o desenvolvimento da DM tipo 2.[20] Os mediadores inflamatórios podem ser patogénicos ao induzirem disfunção endotelial sistémica. Esta hipótese localiza a resistência à insulina e a aterosclerose a um tipo de tecido unificador: nas grandes artérias, a disfunção endotelial conduz à DCV clínica, enquanto que no endotélio capilar e arteriolar, com uma vasta área de superfície em contacto íntimo com tecidos metabolicamente activos e sensíveis à insulina, a disfunção endotelial pode conduzir à DM tipo 2.[21,22]

1.3.4. Disfunção endotelial

O termo disfunção endotelial refere-se a uma condição em que o endotélio perde as suas propriedades fisiológicas: a tendência para promover a vasodilatação, a fibrinólise e a antiagregação.[23] A DM tipo 2 afecta pequenos (microangiopatia) ou grandes vasos (macroangiopatia). A doença microvascular é a marca da retinopatia, neuropatia e nefropatia, enquanto a macroangiopatia na diabetes se manifesta por uma aterosclerose acelerada, que afecta os órgãos vitais (coração e cérebro). A aterosclerose em doentes com DM tipo 2 é multifatorial e inclui uma interação muito complexa que inclui hiperglicemia, hiperlipidemia, stress oxidativo, envelhecimento acelerado, hiperinsulinemia e/ou hiperproinsulinemia e alterações na coagulação e fibrinólise.[24]

Uma hipótese atual para a lesão inicial da aterosclerose envolve alterações na função das células endoteliais (CE). A disfunção endotelial tem sido documentada em pacientes com DM tipo 2 (5-10) e também em indivíduos com DM tipo 1, especialmente quando há microalbuminúria clinicamente manifesta.[25,26]

Nas células endoteliais normais, são sintetizadas e libertadas substâncias biologicamente activas para manter a homeostase vascular, assegurando um fluxo sanguíneo adequado e o fornecimento de nutrientes, ao mesmo tempo que se previne a trombose e a diapedese leucocitária. Entre as moléculas importantes sintetizadas pela célula endotelial encontra-se o óxido nítrico (NO), que é produzido constitutivamente pela NO sintase endotelial (eNOS) através de uma oxidação de 5 electrões do terminal guanidina-nitrogénio da L-arginina. A biodisponibilidade do NO representa um marcador-chave da saúde vascular.[27]

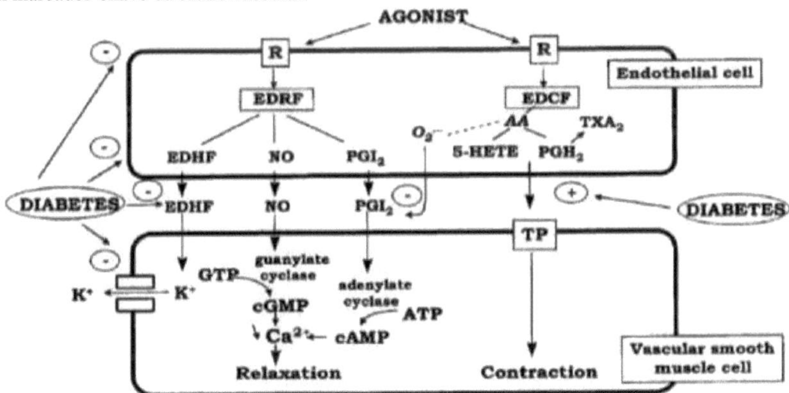

Fig 1.4. Mecanismos de disfunção endotelial na diabetes. R, receptor; EDRF, endothelium-derived relaxing factor; EDHF, endothelium-derived hyperpolarizing factor; PGI2, prostacyclin; EDCF, endothelium-derived constricting factors; TXA2, thromboxane A2; PGH2, prostaglandin H2; 5-HETE, 5-
ácido hidroxieicosatetraenóico; TP, recetor prostanóide TP; o2-, anião superóxido.

O NO causa vasodilatação através da ativação da guanilil ciclase nas células musculares lisas vasculares subjacentes. Além disso, o NO protege os vasos sanguíneos de lesões endógenas, ou seja, da aterosclerose, através da mediação de sinais moleculares que impedem a interação das plaquetas e dos leucócitos com a parede vascular e inibem a proliferação e a migração das células do músculo liso vascular. Por outro lado, a perda de NO derivado do endotélio permite o aumento da atividade do fator de transcrição pró-inflamatório fator nuclear kappa B (NFke), resultando na expressão de moléculas de adesão leucocitária e na produção de quimiocinas e citocinas. Estas acções promovem a migração de monócitos e de células musculares lisas vasculares para a íntima e a formação de células espumosas de macrófagos, caracterizando as alterações morfológicas iniciais da aterosclerose.[28,29]

A disfunção endotelial está associada a factores de risco coronário, a doença coronária angiograficamente evidente e está fisiopatologicamente ligada a síndromes cardiovasculares agudas. Estudos recentes demonstraram que a vasodilatação diminuída, avaliada através da infusão intra-arterial do vasodilatador dependente do endotélio acetilcolina numa artéria coronária ou periférica, identifica indivíduos com risco aumentado de futuros eventos de doença cardiovascular.[30,31]

1.3.5. Espécies reactivas de oxigénio (ROS)

As ROS são uma família de moléculas que inclui o oxigénio molecular e os seus derivados produzidos em todas as células aeróbicas. A produção excessiva de ROS, ultrapassando os mecanismos endógenos de defesa antioxidante, tem sido implicada em processos em que estes oxidam macromoléculas biológicas, como o ADN, as proteínas, os hidratos de carbono e os lípidos. Esta situação tem sido habitualmente designada por stress oxidante. Um número crescente de provas sugere que o stress oxidante está envolvido na patogénese de muitas doenças cardiovasculares, incluindo a hipercolesterolemia, a aterosclerose, a hipertensão, a diabetes e a insuficiência cardíaca.

Muitos ERO possuem electrões não emparelhados e são, portanto, radicais livres. Estes incluem moléculas como o anião superóxido (O_2^- '), o hidroxilo racial (HO'), o óxido nítrico (NO') e os radicais lipídicos. Outras espécies reactivas de oxigénio, como o peróxido de hidrogénio (H_2O_2), o peroxinitrito ($ONOO^-$) e o ácido hipocloroso (HOCl), não são radicais livres em si, mas têm efeitos oxidantes que contribuem para o stress oxidante.

Nas células dos mamíferos, as potenciais fontes enzimáticas de ERO incluem a respiração mitocondrial, as enzimas da via do ácido araquidónico, a lipoxigenase e a ciclo-oxigenase, o citocromo p450, a xantina oxidase, as NADH/NADPH oxidases, a NO sintase, as peroxidases e outras hemoproteínas. Embora muitas destas fontes possam potencialmente produzir ROS que inactivam o NO', foram estudadas de forma bastante extensiva no sistema cardiovascular. Estas incluem a xantina oxidase, a NADH/NADPH oxidase e a NO sintase.[32]

Xantina oxidase

A xantina oxidoredutase é uma molibdoenzima capaz de catalisar a oxidação da hipoxantina e da xantina no processo de metabolismo das purinas. A xantina oxidoredutase pode existir em duas formas interconversíveis, quer como xantina desidrogenase quer como xantina oxidase. A primeira reduz o NAD^+ , enquanto a segunda prefere o oxigénio molecular, levando à produção de O_2^- ' e H_2O_2. Nas células endoteliais, a atividade e a expressão da xantina oxidase são reforçadas pelo interferão-Y.[33] A primeira sugestão de que o O_2^- ' derivado da xantina oxidase poderia alterar a biodisponibilidade do NO' veio de estudos efectuados em ratos espontaneamente hipertensos (SHR). Nestes animais, uma forma recombinante de SOD modificada para se ligar a sítios de ligação à heparina reduziu drasticamente a pressão sanguínea, mas não teve qualquer efeito na pressão sanguínea em ratos não hipertensos. Nestes mesmos animais, o inibidor da xantina oxidase oxipurinol também reduziu a pressão arterial, sugerindo fortemente que a xantina oxidase desempenha um papel neste processo.[34] Há também evidências de que a produção de radicais livres está aumentada na microcirculação dos SHRs e que isso pode ser prevenido por um inibidor da xantina oxidase. Estudos anteriores mostraram que as fases iniciais da aterosclerose experimental causada por hipercolesterolemia induzida por dieta estão associadas a um aumento do O_2^- ', presumivelmente da xantina oxidase, porque o O_2^- '.[32]

NADH/NADPH Oxidase

A atividade da NADH/NADPH oxidase vascular é regulada por citocinas, hormonas e forças mecânicas que se sabe estarem envolvidas na patogénese da doença vascular. A estimulação das células musculares lisas vasculares com angiotensina II, trombina, fator de crescimento derivado de plaquetas, fator de crescimento tumoral-a e lactosilceramida aumentam a atividade da formação de ROS vascular e a atividade da NADH/NADPH oxidase.[35]

A elevação do O_2 dependente de NADH- ' formação, enquanto o cisalhamento oscilatório provocou um aumento sustentado da atividade da oxidase. Vários estudos demonstraram um papel crítico da NADH/NADPH oxidase na hipertensão induzida pela angiotensina II. Nas células de cultura do músculo liso vascular do rato, a angiotensina II é capaz de estimular a geração de O_2^- ' aumentando a atividade da NADH/NADPH oxidase.[36] Do mesmo modo, em ratos hipertensos por infusão crónica de angiotensina II, a produção vascular de O2~ aumenta drasticamente, tal como a atividade da NADH/NADPH oxidase. Nestes ratos, a pressão sanguínea e a reatividade vascular são restabelecidas pela SOD exógena encapsulada em lipossomas.[32]

Óxido nítrico sintase endotelial

A eNOS é uma enzima do tipo citocromo p450 redutase que catalisa o transporte de electrões mediado por flavina do dador de electrões NADPH para um grupo heme protético. A enzima necessita de tetrahidrobiopterina, ligada perto deste grupo heme, para transferir electrões para um azoto guanidina da L-arginina para formar óxido nítrico. Na ausência de L-arginina ou de tetrahidrobiopterina (BH_4), a eNOS pode produzir O_2-' e H_2O_2. Este fenómeno tem sido designado por desacoplamento da NOS.[37]

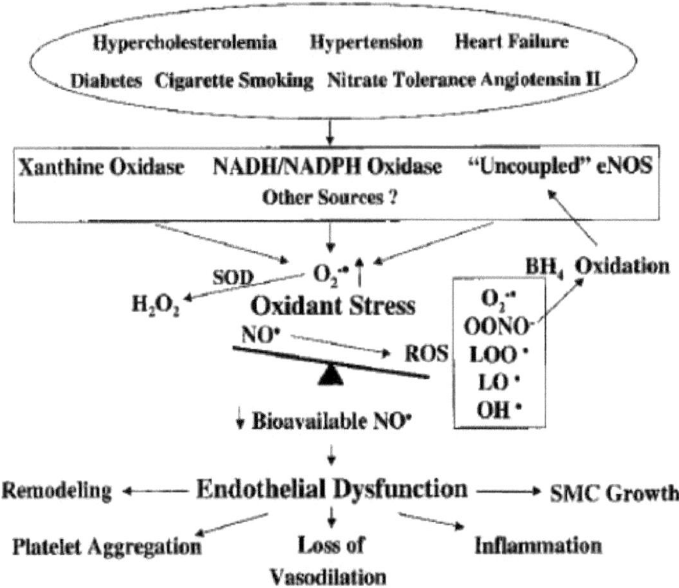

Fig. 1.5. Mecanismos da disfunção endotelial induzida pelo stress oxidante

Estudos preliminares sugeriram que o O2~ produzido em aortas de ratinhos com hipertensão salina por acetato de desoxicorticosterona pode provir da eNOS, uma vez que é atenuado pelo tratamento com L-NAME e pela remoção do endotélio e não ocorre em ratinhos deficientes em eNOS com hipertensão salina por acetato de desoxicorticosterona O desacoplamento da eNOS no endotélio pode levar a stress oxidativo e disfunção endotelial através de pelo menos 3 mecanismos.

Em primeiro lugar, a produção enzimática de NO' é diminuída, permitindo que os radicais com os quais normalmente poderia reagir ataquem outros alvos celulares. Em segundo lugar, a enzima começa a produzir o2-', contribuindo para o stress oxidativo. Finalmente, é provável que a eNOS possa ficar parcialmente desacoplada, de modo que tanto o o2- ' como o NO' sejam produzidos simultaneamente. Nesta circunstância, a eNOS pode tornar-se um gerador de peroxinitrito, levando a um aumento dramático do stress oxidativo.[32]

1.4. Neuropatia diabética e disfunção autonómica

A neuropatia autonómica é uma complicação frequente da diabetes mellitus, associada a uma maior morbilidade e mortalidade nos doentes sintomáticos, que afecta a modulação autonómica do nódulo sinusal, reduzindo a variabilidade da frequência cardíaca (FC).[38] Para além disso, estes doentes apresentam uma pressão arterial sistólica mais elevada. Estudos realizados em ratos diabéticos induzidos por STZ sem tratamento com insulina apresentaram uma FC média inferior à dos controlos, bem como uma redução da FC intrínseca, do tónus vagal e simpático e do efeito simpático, sugerindo uma disfunção autonómica precoce devido à diabetes.[39,40]

A variação da frequência cardíaca batimento a batimento é reduzida em repouso e durante a respiração profunda, sugerindo que o controlo nervoso parassimpático do coração está diminuído nos diabéticos.[41] Níveis plasmáticos subnormais de catecolaminas e uma resposta cronotrópica diminuída ao exercício apontam para uma neuropatia simpática nestes indivíduos.[42] Assim, as evidências sugerem que ambos os ramos do sistema nervoso autónomo estão comprometidos.

Além disso, os dados de estudos longitudinais de indivíduos com diabetes indicam que as alterações neuronais se desenvolvem progressivamente com a duração da doença, tendo sido observadas alterações subclínicas no início do diagnóstico em indivíduos jovens, com a neuropatia evidente a ocorrer posteriormente.[43,44] Estudos recentes demonstraram que a taquicardia mediada pelo reflexo do barorreceptor é atenuada nos modelos animais diabéticos, enquanto a bradicardia reflexa é reforçada. No entanto, o efeito da diabetes no controlo autonómico do coração em repouso não é conhecido.[45, 46]

1.5. Hipertensão

A hipertensão é, simplesmente, uma pressão elevada do sangue nas artérias. A hipertensão resulta de dois factores principais, que podem estar presentes de forma independente ou em conjunto:
- O coração bombeia o sangue com uma força excessiva.
- Os vasos sanguíneos mais pequenos do corpo (conhecidos como arteríolas) estreitam-se, pelo que o fluxo sanguíneo exerce mais pressão contra as paredes dos vasos.

Critérios para Hipertensão em Adultos

Pressão arterial (mm Hg)

Classificação	Sistólica	Diastólica
Normal	<120	e <80
Pré-hipertensão	120-139	ou 80-89
Hipertensão, fase 1	140-159	ou 90-99
Hipertensão, fase 2	>160	ou < 1OO

Embora o organismo possa tolerar o aumento da pressão arterial durante meses e mesmo anos, o coração pode acabar por aumentar, o que constitui um fator importante na insuficiência cardíaca. Esta pressão pode também afetar os vasos sanguíneos do coração, dos rins, do cérebro e dos olhos. São utilizados dois números para descrever a tensão arterial: a *tensão sistólica* e a *tensão diastólica*. Os perigos para a saúde decorrentes da tensão arterial podem variar consoante os diferentes grupos etários e consoante a tensão sistólica ou diastólica (ou ambas) estejam elevadas. Uma terceira medição, *a pressão de pulso*, está a tornar-se importante como indicador de gravidade.[47]

Os adipócitos, tanto viscerais como, talvez em menor grau, nos depósitos subcutâneos periféricos, funcionam como um órgão endócrino que produz uma variedade de citocinas e hormonas, muitas das quais regulam a homeostase da PA. Estas incluem a leptina, a adiponectina e o angiotensinogénio. Os adipócitos podem libertar outras substâncias que afectam indiretamente o sistema nervoso simpático (SNS), tais como ácidos gordos livres (não esterificados) e um fator de libertação de aldosterona. A magnitude da produção e libertação destas substâncias pode ser diretamente proporcional à massa total de tecido adiposo, embora muitos estudos apontem para um papel endócrino preferencial dos adipócitos viscerais.[48]

A principal ligação entre a obesidade e o aumento da PA é a hiperatividade do Sistema Nervoso Simpático (SNS). As potenciais vias causais entre a obesidade e um SNS hiperativo são muitas e ainda não foram completamente delineadas. A leptina, uma hormona derivada dos adipócitos, não só regula o apetite como também desempenha um papel importante no gasto de energia através da ativação do SNS.[8]

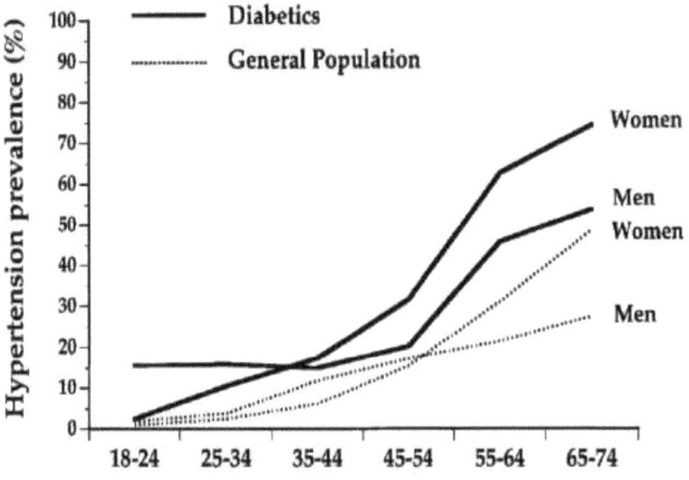

Idade aquando do exame (anos)

Fig. 1.6. Prevalência da hipertensão nos diabéticos: a prevalência ajustada à idade é de 26% nos homens e 36% nas mulheres, duas vezes mais elevada do que na população em geral (14% nos homens e 20% nas mulheres).

1.6 Papel da frutose na Síndrome Metabólica

O aumento geral do consumo de calorias, e especificamente de hidratos de carbono refinados e frutose, é claro e correlaciona-se positivamente com um aumento alarmante da síndrome metabólica. Estudos recentes parecem apoiar esta ligação. Num estudo de 2004, Gross *et al* examinaram o consumo de nutrientes nos Estados Unidos entre 1909 e 1997 e descobriram que havia uma correlação significativa entre a prevalência de diabetes e a ingestão de gorduras, hidratos de carbono, xarope de milho e energia total. O mais surpreendente foi o facto de que, quando a ingestão total de energia foi contabilizada, o xarope de milho foi positivamente associado à diabetes tipo 2, enquanto as proteínas e as gorduras não o foram. Os xaropes de milho com elevado teor de frutose (HFCS) são muito comuns em refrigerantes e sumos, e são incorporados em muitos alimentos pré-embalados, como os cereais de pequeno-almoço e os produtos de pastelaria. Assim, o consumo de frutose aumentou consideravelmente nas últimas décadas, muito provavelmente em resultado desta utilização crescente de xarope de milho rico em frutose (HFCS), que contém entre 55-90% de frutose. Em 1970, o consumo individual de frutose era de apenas 0,5 lb/ano. No entanto, em 1997, este valor aumentou para uns alarmantes 62,4 lb/ano.[49]

1.6.1 Metabolismo da frutose

A frutose é facilmente absorvida e rapidamente metabolizada pelo fígado humano. A exposição do fígado a grandes quantidades de frutose leva a uma rápida estimulação da lipogénese e à acumulação de triglicéridos, o que, por sua vez, contribui para a redução da sensibilidade à insulina e para a resistência hepática à insulina/intolerância à glicose. Estes efeitos negativos da frutose são a razão pela qual o metabolismo da frutose tem merecido a atenção da investigação recente. Curiosamente, pequenas quantidades catalíticas de frutose podem ter efeitos positivos e, na verdade, diminuir a resposta glicémica a cargas de glicose e melhorar a tolerância à glicose.

Quando as vias metabólicas e as caraterísticas da frutose são examinadas mais de perto, muitas das questões sobre os seus efeitos positivos e negativos podem ser respondidas. A frutose é um potente regulador da síntese de glicogénio e da captação hepática de glicose. Por conseguinte, quaisquer melhorias catalíticas devem-se à glucocinase hepática e à facilitação da captação de glucose. No entanto, como mencionado, os efeitos benéficos não se mantêm com a utilização crónica de frutose. Devido às suas propriedades lipogénicas, o excesso de frutose na dieta pode causar má absorção de glicose e frutose, e maiores elevações dos triglicéridos e do colesterol em comparação com outros hidratos de carbono.[49]

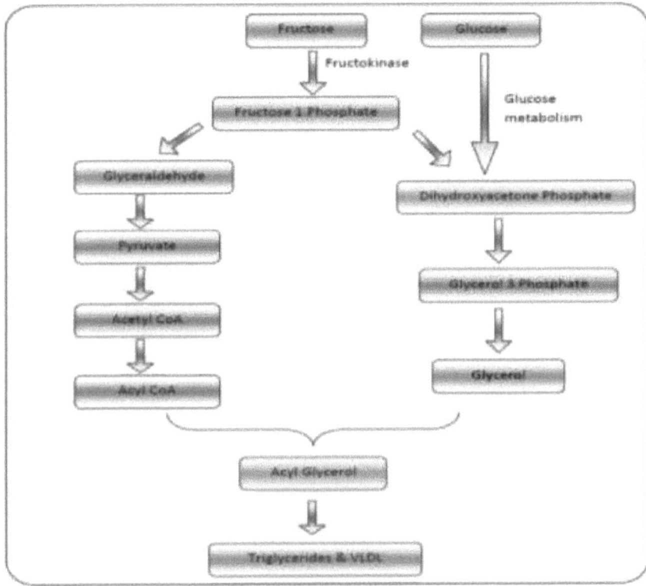

Fig 1.7, Metabolismo da frutose: uma via altamente lipogénica

Existem diferenças fundamentais nas vias metabólicas seguidas pela glucose e pela frutose. Após a absorção gástrica, tanto a frutose como a glucose são transportadas para o fígado *através da* veia porta. No fígado, a frutose é metabolizada em gliceraldeído e fosfato de di-hidroxiacetona. Estes produtos finais específicos da frutose podem então convergir facilmente para a via glicolítica. De importância fundamental é a capacidade da frutose para contornar a principal etapa reguladora da glicólise, a conversão da glucose-6-fosfato em frutose 1,6-bisfosfato, controlada pela fosfofrutoquinase. Assim, enquanto o metabolismo da glicose é regulado negativamente pela fosfofrutoquinase, a frutose pode entrar continuamente na via glicolítica. Por conseguinte, a frutose pode produzir incontrolavelmente glicose, glicogénio, lactato e piruvato, fornecendo tanto a porção de glicerol como a porção de acilo das moléculas de acilglicerol. Estes substratos específicos, e o excesso de fluxo de energia resultante do metabolismo desregulado da frutose, promoverão a produção excessiva de triglicéridos. Um elevado fluxo de frutose para o fígado, o principal órgão capaz de metabolizar este hidrato de carbono simples, perturba o metabolismo hepático normal dos hidratos de carbono, conduzindo a duas consequências principais: perturbações no metabolismo da glicose e nas vias de captação de glicose e uma taxa significativamente aumentada de lipogénese *de novo* e de síntese de triglicéridos, impulsionada pelo elevado fluxo de glicerol e de porções acilo das moléculas de triglicéridos provenientes do catabolismo da frutose. Estes distúrbios metabólicos parecem estar subjacentes à indução de resistência à insulina normalmente observada com uma alimentação rica em frutose, tanto em seres humanos como em modelos animais. Os estados de resistência à insulina induzidos pela frutose são geralmente caracterizados por uma dislipidemia metabólica profunda, que parece resultar da produção excessiva hepática e intestinal de partículas de lipoproteínas aterogénicas. Os dados emergentes de estudos epidemiológicos e bioquímicos recentes sugerem claramente que a ingestão elevada de frutose na alimentação se tornou rapidamente um fator causal importante no desenvolvimento da síndrome metabólica. [49]

1.7 Papel da estreptozotocina na síndrome metabólica

A STZ é um antibiótico produzido pela bactéria Streptomyces achromogens e possui um amplo espetro de propriedades antibacterianas. Contém uma molécula de glicose (na forma desoxi) que está ligada a uma porção altamente reactiva de metil nitrosouréia que se pensa exercer os efeitos citotóxicos da STZ, enquanto a porção de glicose direciona a substância química para as células B pancreáticas. A STZ reconhece o recetor GLUT2 que é abundante nas membranas plasmáticas das células B. Por conseguinte, as células B pancreáticas são um alvo específico da STZ. Uma vez que o GLUT2 também existe em menor grau no fígado e nos rins, doses elevadas de STZ podem também afetar as funções do fígado e dos rins. Após a ingestão, a STZ é rapidamente metabolizada no fígado e rapidamente eliminada por excreção renal; por conseguinte, a STZ tem realmente uma vida curta (com uma semi-vida de 15 minutos no soro após injeção intravenosa) e a sua toxicidade aguda para o fígado e o rim pode ser negligenciada após a obtenção de hiperglicemia persistente.

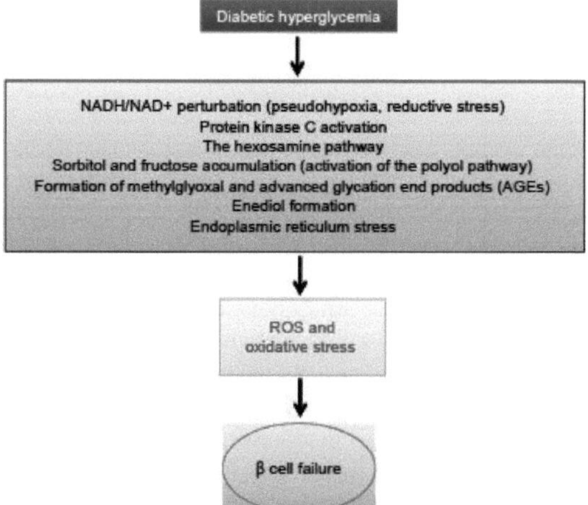

Fig.1.8, Mecanismos pelos quais a hiperglicemia diabética pode impor glucotoxicidade às células B.

Depois de a STZ ser eliminada do organismo, qualquer outra perturbação funcional do fígado e dos rins pode ser atribuída aos efeitos da hiperglicemia diabética. Esta é a base para o estudo dos mecanismos das complicações diabéticas da STZ nestes órgãos, bem como noutros órgãos, como o cérebro, o coração e os músculos, que sofrem uma pressão constante devido à sobrecarga de glicose. Esta sobrecarga de glicose pode ativar muitas vias metabólicas ou de sinalização que não só tentam eliminar o excesso de glicose, mas também geram mais espécies reactivas de oxigénio, conduzindo ao stress oxidativo e às células B. Estas vias estimuladas pela hiperglicemia incluem um aumento do rácio NADH/NAD+ ligado à pseudo-hipóxia e ao stress redutor, a via da hexosamina responsável pelas modificações O-GlcNAc das proteínas, a ativação da proteína quinase C, a ativação da via do poliol que resulta na acumulação de sorbitol e frutose, a formação de metilglioxal e de produtos de glicação avançada, a formação de enediol e o stress do retículo endoplasmático. A constatação de que todas estas vias culminam na produção de espécies reactivas de oxigénio, juntamente com a evidência de uma baixa capacidade antioxidante nas células B1 , é considerada responsável pela falência secundária das células B diabéticas. No entanto, os mecanismos mitocondriais da glucotoxicidade das células B na diabetes ainda são pouco conhecidos.

2 REVISÃO DA LITERATURA

2.1 Revisão da literatura sobre a Síndrome Metabólica induzida pela Frutose

Esraa M. Rabiea, Gehan H. Heeba et.al (2015) A frutose é um adoçante comummente utilizado e associado a dietas que aumentam a prevalência da síndrome metabólica (SM). A inibição do sistema renina-angiotensina (RAS) tem sido consistentemente demonstrada para reduzir a SM. No entanto, não tem havido uma comparação direta entre diferentes modos farmacológicos de inibição do SRA relativamente aos seus efeitos na SM. Os resultados mostraram que a administração de TEL ou ALS com dieta FRC melhorou igualmente os parâmetros metabólicos [50].

Nade V.S etal. (2014) Investigaram o modelo de rato da síndrome metabólica induzida pela frutose. A combinação de pioglitazona com irbesartan poderia ser melhor na melhoria das complicações cardiovasculares, como a disfunção endotelial associada à diabetes tipo 2, em comparação com o seu efeito individual [51]

MohamedAJbrahim,EntesarF.Ammet.et.al (2014) O presente trabalho investigou o efeito do montelucaste, um antagonista dos leucotrienos e/ou do irbesartan, um bloqueador dos receptores da angiotensina II, na prevenção da EM induzida pela frutose em ratos. O montelucaste, o irbesartan e a sua combinação causaram uma atenuação significativa dos distúrbios metabólicos e hepáticos. [52]

Prem Prakash, Vishal Singh et.al (2014) Segundo o autor, uma dieta rica em frutose provoca a síndrome de resistência à insulina (IRS), principalmente devido à indução simultânea de genes envolvidos no metabolismo oxidativo da glicose, dos lípidos e das mitocôndrias. O presente estudo avalia o efeito de um agente hepatoprotector, a silimarina (SYM), nas anomalias metabólicas induzidas pela frutose no rato e também avaliou as complicações trombóticas associadas. [53]

Versari et.al (2009)

Investigámos o efeito do verapamil, do trandolapril e da sua combinação na função e estrutura vasculares em doentes hipertensos essenciais. Os resultados mostram que o tratamento crónico com verapamil melhora a disfunção endotelial na microcirculação do antebraço de doentes hipertensos essenciais, enquanto o trandolapril protege a microcirculação de alterações estruturais. A combinação dos dois grupos é potencialmente uma ferramenta poderosa para combater a disfunção e os danos microvasculares relacionados com a hipertensão.[54]

Matsuzaki et.al (2008)

Investigou-se a comparação do efeito vasculoprotector da benidipina e do losartan num modelo de síndrome metabólico em ratos. Os resultados indicam que a benidipina é tão eficaz como o losartan na restauração da função endotelial vascular e na supressão da remodelação cardiovascular num modelo animal de síndrome metabólica[55]

2.2 Revisão da literatura sobre o Síndroma Metabólico induzido pela Estreptozotocina

B.L. Furman et al. (2015) O presente estudo afirma que a estreptozotocina (STZ) é um antibiótico que produz a destruição das células B-ilhotas pancreáticas e é amplamente utilizada experimentalmente para produzir um modelo de diabetes mellitus tipo 1 (DM1). Nesta unidade são descritos em pormenor protocolos para produzir deficiência de insulina induzida por STZ e hiperglicemia em ratinhos e ratos. Também são descritos protocolos para a criação de modelos animais de diabetes tipo 2 utilizando STZ. Estes animais são utilizados para avaliar as consequências patológicas da diabetes e para selecionar potenciais terapêuticas para o tratamento desta doença.[56]

Palanisamy Arulselvan et.al (2012) Nesta investigação, pretendeu-se avaliar o possível efeito antidiabético da mangiferina de salacia chinesis nas actividades da enzima metabólica dos hidratos de carbono nos rins em ratos diabéticos induzidos quimicamente. A diabetes foi induzida por STZ em ratos adultos machos, numa dose única de injeção i.p. de 55mg/kg de peso corporal. A administração oral diária de mangiferina mostrou uma diminuição significativa da glicose no sangue quando comparada com o controlo diabético. Os resultados obtidos neste estudo fornecem provas do potencial antidiabético da mangiferina, mediado através da regulação das actividades das enzimas metabólicas chave dos hidratos de carbono. [57]

Zeydanli et.al (2011) investigaram o efeito da doxiciclina na disfunção contrátil endotelial vascular na diabetes induzida por estreptozotocina em ratos. Os resultados mostraram que o tratamento com doxiciclina melhora a disfunção endotelial numa dose muito baixa.[58]

2.3 Revisão da literatura sobre medicamentos

Miodrag Janic et.al (2017) Avaliou o efeito cardiovascular pleiotrópico induzido. A combinação subterapêutica aumentou muito o relaxamento dependente do endotélio da aorta torácica e protegeu ao máximo o coração isolado contra a lesão de isquemia-reperfusão e, portanto, a fluvastatina e o valsartan mais eficazes são mais eficazes na expressão do efeito pleiotrópico cardiovascular do que as doses terapêuticas.[59]

Chie Aoki et.al (2010) investigaram o efeito da fluvastatina na fosforilação e expressão da óxido nítrico sintase endotelial (e NOS), bem como no metabolismo da tetra-hidro-biopterina (BH4), em células endoteliais da veia umbilical humana. A fluvastatina ativa a e NOS e aumenta a expressão da eNOS nas células endoteliais vasculares. Para além de modular, aumentar a produção de NO e prevenir a escassez relativa de BH4[60]

Chia -Chi Lee et.al (2009) O presente estudo teve como objetivo investigar o efeito protetor da fluvastatina nestes mediadores após HS (choque hemorrágico) em ratos. O grupo veículo recebeu apenas vitamina K sem HS, aumentou significativamente a FC, BUN, Cre, LDHLactate, TNF- a e também induziu acidose metabólica e diminuiu a MAP, diminuiu os marcadores de lesão de órgãos, suprimiu a libertação de TNF a e IL-10 após HS em ratos [61]

Hongliang Li (2017) Investigou o efeito vasodilatador da dapagliflozina e mecanismo relacionado usando anel aórtico contraído induzido por fenilefrina. O resultado indica que a dapagliflozina induziu vasodilatação através da ativação da proteína quinase G e foi independente de outro canal k +, canal ca +, ca + intracelular e o endotélio.[62]

Ali F. Abdel Wahab et.al (2018) Investigaram os efeitos protectores renais do inibidor SGLT2, dapagliflozina, isoladamente e em combinação com irbesartan num modelo de nefropatia diabética em ratos. Ratos diabéticos, injectados com nicotinamida-estreptozotocina, foram tratados oralmente durante 12 semanas com veículo, dapagliflozina 2mg/kg/dia, irbesartan 30mg/kg/dia, ou combinação de ambos os fármacos. O tratamento com dapagliflozina, irbesartan, e especialmente a sua combinação, produziu uma redução significativa da albuminúria, melhorou os parâmetros da função renal, aumentou o nível de sRAGE e melhorou os marcadores inflamatórios e oxidativos, juntamente com a melhoria das alterações histopatológicas renais. Para além do controlo glicémico.[63]

Mikhail Kosiborod et.al (2017) Investigaram a eficácia e a segurança da dapagliflozina em doentes com diabetes tipo 2 e insuficiência cardíaca concomitante. O papel potencial dos inibidores do co-transportador de sódio e glicose 2 em pacientes com diabetes e insuficiência cardíaca é objeto de grande interesse. Esta análise conjunta de cinco ensaios controlados por placebo do programa de ensaios clínicos da dapagliflozina investigou a eficácia (HbA1c, peso e pressão arterial sistólica) e a segurança (resultados cardiovasculares compostos, hospitalizações por insuficiência cardíaca [IC] e eventos adversos) da dapagliflozina 10 mg (N=171) em comparação com placebo (N=149) em doentes com diabetes tipo 2. O peso, a pressão arterial e os efeitos cardiovasculares da dapagliflozina podem melhorar os sintomas relacionados com a IC em doentes com DMT2 e história de IC, que serão avaliados em estudos prospectivos[64]

2.3 PERFIL DO MEDICAMENTO: -

2.3.1 FLUVASTATINA: -

A fluvastatina é um agente antilipémico que inibe competitivamente a hidroximetilglutaril-coenzima A (HMG-CoA) redutase. A HMG-CoA redutase catalisa a conversão da HMG-CoA em ácido mevalónico, o passo limitador da taxa na biossíntese do colesterol. A fluvastatina pertence a uma classe de medicamentos denominados estatinas e é utilizada para reduzir os níveis de colesterol plasmático e prevenir doenças cardiovasculares. É também o primeiro inibidor da HMG-CoA redutase totalmente sintético e é estruturalmente distinto dos derivados fúngicos desta classe terapêutica. A fluvastatina é um racemato que compreende quantidades equimolares de (3R,5S)- e (3S,5R)-fluvastatina.

Nome IUPAC

(3S,5R,6E)-7-[3-(4-fluorophenyl)-1-(propan-2-yl)-1H-indol-2-yl]-3,5-dihydroxyhept-6-e noic acid

Fórmula molecular

$C24H26FNO4$

Estrutura química:

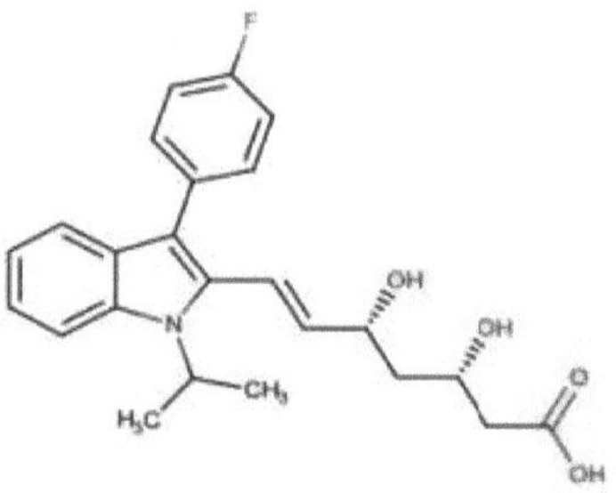

Peso molecular : 411,466 g/mol

Indicação

Para ser utilizado como adjuvante da terapêutica dietética para prevenir acontecimentos cardiovasculares. Pode ser utilizado como prevenção secundária em doentes com doença coronária (CHD) para reduzir o risco de necessidade de procedimentos de revascularização coronária, para reduzir a progressão da aterosclerose coronária em doentes hipercolesterolémicos com CHD e para o tratamento da hipercolesterolemia primária e da dislidipidemia mista.

DOSE : 4 mg/kg,p.o.

Farmacologia :-

A fluvastatina actua bloqueando a enzima hepática HMG-CoA redutase, que facilita um passo importante na síntese do colesterol.

Mecanismo de ação:

A fluvastatina inibe de forma selectiva e competitiva a enzima hepática hidroximetilglutaril-coenzima A (HMG-CoA) redutase. A HMG-CoA redutase é responsável pela conversão da HMG-CoA em mevalonato, o passo limitador da taxa de biossíntese do colesterol. A inibição resulta numa diminuição dos níveis de colesterol hepático, o que estimula a síntese de receptores de LDL e aumenta a captação hepática de colesterol LDL. O resultado final é a diminuição dos níveis plasmáticos de colesterol total e de colesterol LDL.[62]

Farmacocinética :-

Metabolismo hepático principalmente através da hidroxilação do anel indol nas posições 5- e 6 para 5-hidroxi fluvastatina e 6-hidroxi fluvastatina, respetivamente. Ocorre também a N-desalquilação em N-desisopropil fluvastatina e a beta-oxidação da cadeia lateral. Metabolizada principalmente pelo sistema isoenzimático CYP2C9 (75%) e, em menor grau, pelo CYP3A4 (~20%) e CYP2C8 (~5%). Os metabolitos hidroxilados mantêm alguma atividade farmacológica, mas estão presentes como conjugados (glucuronídeos e sulfatos) no sangue e são rapidamente eliminados através da bílis para as fezes. Ambos os enantiómeros da fluvastatina são metabolizados de forma semelhante. A fluvastatina também sofre glucuronidação através das enzimas UGT.

Efeito adverso :-

Os efeitos adversos são comparáveis aos de outras estatinas. São comuns as náuseas, a indigestão, as insónias e as dores de cabeça. Podem também ocorrer mialgias (dores musculares) e, raramente, rabdomiólise, efeitos secundários caraterísticos das estatinas.

Contraindicação :-

Geralmente bem tolerado. Pode causar perturbações gastrointestinais (diarreia, náuseas, obstipação, gases, dores abdominais), miotoxicidade (miopatia, miosite, rabdomiólise) e hepatotoxicidade.

Interações alimentares

- Pode ser tomado com ou sem alimentos, mas deve ser tomado de forma consistente.
- Quando administrado com uma refeição da noite, a Cmax e a AUC diminuíram, enquanto a Tmax aumentou 2 vezes

Produtos comercializados :- Lescol , Lescol XL

2.3.2 DAPAGLIFLOZINA: -

Nome :

(2S,3R,4R,5S,6R)-2-(4-Cloro-3-(4-etoxibenzil)fenil)-6- (hidroximetil)tetrahidro-2H-pirano-3,4,5-triol

Fórmula molecular : $C_{21}H_{25}ClO_6$

Estrutura química :

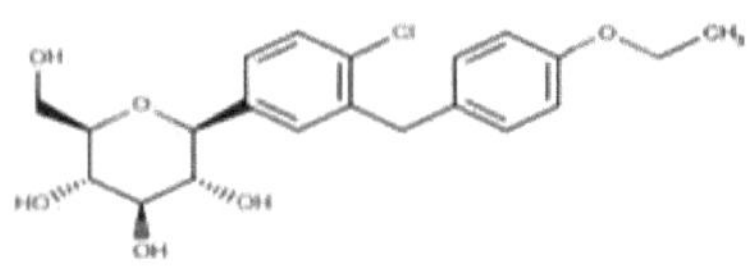

Peso molecular : 408,873

Indicação:

A dapagliflozina está indicada como adjuvante do controlo glicémico em doentes com diabetes mellitus tipo 2, em combinação com dieta e exercício físico

Dose: 2mg/kg , p.o.

Farmacologia :

A dapagliflozina é indicada para o tratamento da diabetes mellitus tipo 2, e funciona para melhorar o controlo glicémico em adultos quando combinada com dieta e exercício. A dapagliflozina é um inibidor do cotransportador sódio-glicose 2, que impede a reabsorção de glicose no rim. A utilização da dapagliflozina provoca uma forte glicosúria (excreção de glucose na urina), que pode levar à perda de peso e ao cansaço. A dapagliflozina foi aprovada pela FDA em 08 de janeiro de 2014. A dapagliflozina não é recomendada para pacientes com diabetes mellitus tipo 1 ou para o tratamento da cetoacidose diabética. [63]

Mecanismo de ação:

A dapagliflozina, um inibidor competitivo da proteína de transporte de sódio-glicose subtipo 2, bloqueia a reabsorção de glicose no rim, resultando na eliminação da glicose no sangue através da urina.

Farmacocinética

Absorção

A Cmax é de cerca de 1 hora. (Obtido de 6 homens adultos em jejum que receberam uma dose de 50 mg). 1,6% da dapagliflozina inalterada foi encontrada na urina. Uma refeição rica em gordura (52% de conteúdo calórico) não teve efeito significativo nos parâmetros farmacocinéticos anteriores.

Ligação de proteínas

91%.

Metabolismo

O 3-O-glucuronido de dapagliflozina é o metabolito primário da dapagliflozina, com 61% da dose de dapagliflozina recuperada na urina como este metabolito. O metabolismo da dapagliflozina é principalmente mediado pela conjugação de glucuronido dependente de UGT1A9. O principal metabolito, o 3-O-glucuronido da dapagliflozina, não é um inibidor do SGLT2

Efeito secundário:

Uma vez que a dapagliflozina provoca uma forte glicosúria (por vezes até cerca de 70 gramas por dia), pode levar a uma rápida perda de peso e cansaço. A glucose actua como um diurético osmótico (este efeito é a causa da poliúria na diabetes), o que pode levar à desidratação. O aumento da quantidade de glicose na urina pode também agravar as infecções já associadas à diabetes, nomeadamente as infecções do trato urinário e as aftas (candidíase). A dapagliflozina está também associada a reacções hipotensivas. Existem preocupações de que possa aumentar o risco de cetoacidose diabética

Contraindicação :

A dapagliflozina é indicada como adjuvante do controlo glicémico em doentes com diabetes mellitus tipo 2, em combinação com dieta e exercício físico

Produtos comercializados : Forxiga , OXRA .

2.3.3 ATORVASTATINA

N ame: Ácido (3R,5R)-7- [2-(4-fluorofenil)-3 -fenil-4-(fenilcarbamoil)-5-(propan-2-il)- 1H-pirrol- 1-il]-3,5 -dihidroxiheptanóico

Fórmula molecular: $C_{33}H_{35}FN_2O_5$

Estrutura química:

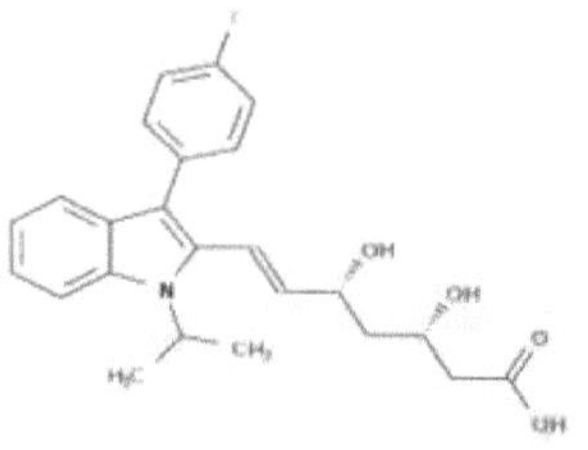

Peso molecular: 558,6398

Indicação: Hipercolesterolemia primária e dislipidemia mista, hipercolesterolemia familiar homozigótica, disbetalipoproteinemia primária e/ou hipertrigliceridemia como adjuvante da terapêutica dietética para diminuir as concentrações séricas de colesterol total e de lipoproteínas de baixa densidade (LDL-C), apolipoproteína B (apoB) e triglicéridos, aumentando simultaneamente os níveis de colesterol de lipoproteínas de alta densidade (HDL-C).

Dose: 8 mg/kg, p.o.

Mecanismo de ação:

A atorvastatina inibe de forma selectiva e competitiva a enzima hepática HMG-CoA redutase. Como a HMG-CoA redutase é responsável pela conversão da HMG-CoA em mevalonato na via de biossíntese do colesterol, isto resulta numa diminuição subsequente dos níveis de colesterol hepático. A diminuição dos níveis de colesterol hepático estimula a regulação positiva dos receptores hepáticos de LDL-C, o que aumenta a absorção hepática de LDL-C e reduz as concentrações séricas de LDL-C.

Farmacocinética:

Absorção:

A atorvastatina é rapidamente absorvida após administração oral, com concentrações plasmáticas máximas atingidas em 1 a 2 horas. A biodisponibilidade absoluta da atorvastatina (fármaco principal) é de aproximadamente 14% e a disponibilidade sistémica da atividade inibidora da HMG-CoA redutase é de aproximadamente 30%. A baixa biodisponibilidade sistémica deve-se à depuração pré-sistémica pela mucosa gastrointestinal e ao metabolismo de primeira passagem no fígado.

Metabolismo:

A atorvastatina é extensivamente metabolizada em derivados orto e para-hidroxilados e em vários produtos de beta-oxidação. A inibição in vitro da HMG-CoA redutase pelos metabolitos orto e para-hidroxilados é equivalente à da atorvastatina. Aproximadamente 70% da atividade inibitória circulante da HMG-CoA redutase é atribuída aos metabolitos activos. O CYP3A4 também está envolvido no metabolismo da atorvastatina.

Toxicidade:

Geralmente bem tolerado. Os efeitos secundários podem incluir mialgia, obstipação, astenia, dor abdominal e náuseas.

Produto comercializado: Lescol , Lescol XL

3 HIPÓTESE

A diabetes mellitus tornou-se uma das principais causas de doença e morte prematuras, principalmente devido ao aumento do risco de doenças cardiovasculares, que é responsável por até 80% das mortes. Os defeitos no metabolismo dos hidratos de carbono conduzem a complicações cardiovasculares. O excesso de hidratos de carbono na dieta resulta em hiperglicemia, hiperinsulinemia, resistência à insulina, hipertrigliceridemia e, consequentemente, hipertensão. O defeito no metabolismo dos hidratos de carbono conduz finalmente à diabetes e à hipertensão, uma vez que a hiperglicemia resulta em stress oxidativo através de vários mecanismos. O stress oxidativo resulta finalmente em disfunção endotelial.

A diabetes e a hipertensão são as principais causas de disfunção endotelial, em que existe um desequilíbrio entre as substâncias químicas vasoconstritoras e vasodilatadoras libertadas pelo endotélio. A forma mais lógica de abordar este problema seria remover a "causa" (hiperinsulinémia) e estudar o "efeito" resultante (pressão arterial).

A fluvastatina (estatina) é utilizada para diminuir o nível de colesterol total plasmático, o colesterol LDL e condições relacionadas, para prevenir a disfunção endotelial e medicamentos antidiabéticos como a dapagliflozina (inibidor do cotransporte de sódio e glicose) melhora a hiperglicemia ao inibir a reabsorção renal de glicose através da SGLT2. A SGLT2 é uma proteína de cotransporte de sódio-soluto localizada no túbulo proximal do rim que reabsorve a maior parte da glicose filtrada pelo glomérulo.

Para inverter a disfunção endotelial, devem ser utilizadas estatinas e fármacos antidiabéticos. Por conseguinte, iniciámos tratamentos com estatinas e fármacos antidiabéticos em ratos alimentados com frutose e em ratos induzidos por STZ.

4 FINALIDADE E OBJECTIVO

Objetivo: Efeito benéfico da Fluvastatina e da Dapagliflozina na disfunção endotelial vascular em ratos diabéticos.

Objectivos: -

> Induzir a síndrome metabólica em ratos wistar.

> Estudar o efeito da hiperinsulinémia nas complicações cardiovasculares.

> Estudar o efeito dos medicamentos Fluvastatina e Dapagliflozina na disfunção endotelial e nas complicações cardiovasculares associadas a

1. Diabetes mellitus induzida por frutose em ratos
2. Diabetes mellitus induzida por STZ em ratos.

5 PLANO DE TRABALHO

> Recolher os produtos químicos e medicamentos necessários.

> Dividir os ratos nos diferentes grupos

> Estudo toxicológico dos ratos

> Induzir a síndrome metabólica em ratos utilizando frutose e estreptozotocina.

1. Parâmetros gerais.

a) Efeito no peso corporal

b) Efeito no consumo de alimentos

c) Efeito na ingestão de líquidos

2. Parâmetro bioquímico.

a) Efeito na glucose sérica

b) Efeito nos triglicéridos séricos

c) Efeito no colesterol sérico

3. Parâmetros cardiovasculares

a) Efeito na tensão arterial (não invasivo)

b) Efeito na tensão arterial (invasiva)

c) Efeito na frequência cardíaca

4. estudos in vitro

1. Efeito na função endotelial vascular

a. Relaxamento induzido por ACH na aorta do rato

b. Relaxamento induzido por SNP na aorta do rato

2. Efeito na atividade antioxidante

a. Nível de SOD na aorta do rato

b. Níveis de CAT na aorta do rato

c. Nível de LPO na aorta do rato

d. Níveis de NO na aorta do rato

5 Estudo histopatológico

6 MATERIAIS E MÉTODOS

5.1 . Animais de laboratório

Os ratos Wistar machos, com um peso de 150-170 g, foram obtidos no Laboratory Animal Center for Scientific and Medical Innovation (LACSMI) BIOFARMS PVT. LTD. Alephata, Pune, Índia, foram utilizados para a experiência. Os animais foram alojados em gaiolas de polipropileno com cama de casca de árvore, renovadas a cada 48 horas, num ciclo de 12:12 horas de luz e escuridão, a uma temperatura entre 22 e 29°C. Foram alimentados com ração comercial para ratos (Pranav Agro Industries Ltd., Sangli, Índia) e receberam água *ad libitum*. As experiências foram realizadas de acordo com as diretrizes do Committee for the Purpose of Control and Supervision of Experiments on Animals (CPCSEA), Nova Deli, Índia, e o protocolo deste estudo foi aprovado pelo Comité Institucional de Ética Animal (IAEC) (IAEC/2018/04).

5.2 Materiais

5.2.1. Instrumentos

Quadro 6.1 Instrumentos utilizados

Sr.No.	Nome do instrumento	Especificações
1.	Centrífuga de arrefecimento	Modelo-C-30, Gama: 100-20.000 rpm, Remi Pvt. Ltd. Índia.
2.	Bioespectrofotómetro	Modelo-BL 200, Elico®
3.	Sistema de aquisição de dados PowerLab	AD Instrument, Austrália.
4.	Banho automático de órgãos	Panlab, Índia.
5.	Microscópio Composto	Olympus, Índia.

5.2.2. Drogas

Tabela 6.2 Medicamentos utilizados

Drogas	Dose	Categoria	Empresa
Xilazina	15 mg/kg i.p.	Sedativo, Anestésico	Indian Immunologicals Ltd. Hyderabad.
Cetamina	75 mg/kg i.p.	Anestésico	Laboratórios Neon, Lda. Thane.
Estreptozotocina	55mg/kg i.p	Agente citotóxico	Research-Lab Fine Chem Industries, Mumbai.
Fluvastatina	5 mg/kg p.o.	Anti-hipertensivo	Laboratórios Sun Pharma Ltd. Mumbai
Dapagliflozina	20 mg/kg p.o.	Anti-diabético	Laboratórios Sun Pharma Ltd. Mumbai
Atorvastatina	2 mg/kg p.o.	Anti-diabético	Laboratórios Sun Pharma Ltd. Mumbai
Adrenalina	1 ^g/kg/ml i.v.	Simpaticomimético	Laboratórios Neon, Lda. Thane.
Noradrenalina	1 ^g/kg/ml i.v.	Simpaticomimético	Samarth life sciences Ltd. Mumbai.
Fenilefrina	1 ^g/kg/ml i.v.	agonista do recetor a-	Laboratórios Neon, Lda. Thane.
Heparina	100 lU/ml	Anticoagulante	Produtos farmacêuticos Troikaa Ltd, Gujrat.
Acetilcolina	10^{-9} a 10^{-4} M	Agente colinérgico	Himedia Chemicals Ltd.

Nitroprussiato de sódio	10^{-9} a 10^{-4} M	Vasodilatador	Oxford Diagnostics, Mumbai.

5.2.3. Produtos químicos

Tabela 6.3 Produtos químicos utilizados

Nome	**Fonte**
Frutose	Laboratório de Investigação, Fine Chem Ind., Mumbai.
Álcool etílico (99,9%)	Changshu Yangyuan Chemicals, China.
Cloreto de nitrobluetetrazólio (NBT)	Alfa Aesar, uma empresa da Johnson Mathey, Chennai, Índia.
Ácido tiobarbitúrico	Laboratório de Investigação, Fine Chem Ind., Mumbai.

5.2.4. Kits bioquímicos

Tabela 5.4 Kits bioquímicos utilizados

Kit bioquímico	**Fonte**
Glicose	Span diagnostic Ltd. Surat, Gujarat.
Triglicéridos	Span diagnostic Ltd. Surat, Gujarat.
Colesterol	Span diagnostic Ltd. Surat, Gujarat.

5.2.5. Obtenção de amostras de medicamentos

Os medicamentos de ensaio Fluvastatina, Dapagliflozina e Atorvastatina foram obtidos dos laboratórios Sun Pharma Ltd. Mumbai como amostra de oferta.

5.3 Metodologia

6.3.1. Síndrome metabólica induzida por frutose em ratos

Objetivo e justificação

Os ratos Wistar machos alimentados com dietas enriquecidas com frutose (66%) podem desenvolver hipertensão que também está relacionada com a resistência à insulina e a hiperinsulinemia. O modelo de ratos hipertensos com frutose representa uma forma adquirida de hipertensão sistólica, em que alimentar ratos wistar normais com uma dieta enriquecida com frutose resulta em hiperinsulinemia, resistência à insulina, hipertrigliceridemia e, consequentemente, hipertensão. Os ratos alimentados com frutose desenvolvem DM tipo 2. [51,52]

Foi observada uma produção exagerada de superóxido pela parede vascular em modelos animais de hipertensão, incluindo o rato alimentado com frutose. Provas crescentes apoiam a possibilidade de o aumento da inativação oxidativa do óxido nítrico (NO) por um excesso de superóxido poder explicar a diminuição da disponibilidade de óxido nítrico e a disfunção endotelial que contribui para a elevação da pressão arterial. Foi demonstrado que um rato alimentado com frutose, um modelo animal de resistência à insulina, apresenta hipertensão e disfunção endotelial.[23,25]

Os ratos alimentados com frutose desenvolvem hiperglicemia devido à resistência à insulina. A hiperglicemia conduz finalmente ao stress oxidativo. O stress oxidativo desenvolve disfunção endotelial.

Todos os ratos foram alimentados com uma dieta enriquecida com frutose (66 % p/v, em intervalos de 24 horas durante oito semanas a 10 ml/kg). Os animais que apresentavam níveis de glicose no sangue em jejum superiores a 280 mg/dl e pressão arterial sistólica superior a 145 mmHg foram selecionados para os estudos posteriores. Os ratos hipertensos diabéticos foram divididos em seis grupos (N = 5), com a adição de mais um grupo (N = 5), o grupo normal.

6.3.2 Conceção experimental

Os animais foram distribuídos aleatoriamente por seis grupos (n=5), de acordo com o tratamento a seguir descrito

Tabela 6.5 Conceção experimental para o esquema de tratamento.

Grupo	**Drogas**	**Dose**
Grupo I (Normal)	Veículo	5 ml/kg, p.o.
Grupo II (Controlo diabético)	Frutose	frutose 66 % p/v, 10ml/kg p.o. (com um intervalo de 24 horas durante 6 semanas)
Grupo III	Frutose +Fluvastatina	Frutose 66%w/v,10ml/kg, p.o. + 4 mg/kg, p.o.
Grupo IV	Frutose +Dapagliflozina	Frutose 66%w/v,10ml/kg, p.o. + 2 mg/kg, p.o.
Grupo V	Frutose +Fluvastain +Dapagliflozina	Frutose 66% p/v,10ml/kg, p.o.+ 4mg/kg, p.o + 2 mg/kg, p.o.
Grupo VI	Frutose + Atorvastatina	Frutose66%w/v,10ml/kg, p.o + 8 mg/kg, p.o.

Procedimento

1) Foram utilizados ratos machos com 150-170 g de peso. Tiveram livre acesso a uma dieta normal de laboratório e a água. A frutose foi administrada como solução de 66% p/v em água por gavagem oral (10 ml/kg).

2) O peso corporal, a ingestão de alimentos e água, a glucose sérica, o colesterol, os triglicéridos, a frequência cardíaca e a pressão sanguínea não invasiva de cada rato foram medidos antes e depois de cada 2 semanas até às 8 semanas de administração de frutose.

3) Mais uma vez, o peso corporal, a ingestão de alimentos e água, a glucose sérica, o colesterol, os triglicéridos, a frequência cardíaca e a pressão sanguínea não invasiva de cada rato foram medidos antes e depois de cada 2 semanas até ao fim do tratamento.

4) A pressão arterial diastólica e a frequência cardíaca foram registadas utilizando o método da cauda.[65]

5) Foram colhidas amostras de sangue através do plexo retro-orbitário sob anestesia com éter para a determinação dos níveis plasmáticos de glucose, colesterol e triglicéridos.

6) Utilizando o sistema de aquisição de dados power-lab, o ECG de cada animal foi registado antes e depois do tratamento sob anestesia com cetamina.

7) No final do tratamento, a pressão arterial foi determinada por pressão arterial invasiva e a reatividade vascular foi testada com adrenalina, noradrenalina e fenilefrina. [66]

8) A aorta torácica foi dissecada e utilizada para a deteção de antioxidantes, vasorelaxamento e estudos histológicos.

9) A vasorelaxação induzida pela acetilcolina e pelo nitroprussiato de sódio foi medida em aorta isolada de rato para cada grupo. [58,67]

10) No último estudo histopatológico do coração do rato. [83]

6.3.3. Síndrome metabólica induzida por estreptozotocina em ratos

Objetivo e justificação:

A diabetes induzida quimicamente (estreptozotocina) em animais foi administrada (Rakieten et al 1963). O composto revelou-se especificamente citotóxico para as células beta do pâncreas. Observa-se uma evolução trifásica: um aumento inicial da glicose é seguido de uma diminuição, provavelmente devido à depleção das ilhotas de insulina, novamente seguida de um aumento sustentado da glicose no sangue. O modelo de rato induzido por estreptozotocina representa uma forma adquirida de hiperinsulinemia, resistência à insulina e, consequentemente, diabetes mellietus [57]

Tabela 6.6 Conceção experimental para o esquema de tratamento.

Grupo	Drogas	Dose
Grupo I (Normal)	Veículo	5 ml/kg, p.o.
Grupo II (Controlo diabético)	Estreptozotocina	STZ 55mg/kg, i.p. Com tampão citrato ph. 4.5
Grupo III	STZ +Fluvastatina	STZ 55mg/kg, i.p.+4mg/kg, p.o.
Grupo IV	STZ +Dapagliflozina	STZ 55mg/kg, i.p.+2 mg/kg, p.o.
Grupo V	STZ+Fluvastatina+ Dapagliflozina	STZ 55mg/kg, i.p.+4mg/kg, p.o. +2mg/kg, p.o.
Grupo VI	STZ + Atorvastatina	STZ 55mg/kg, i.p. + 8 mg/kg, p.o

Procedimento

1) Foram utilizados ratos machos com 150-170 g de peso. Tiveram livre acesso a uma dieta normal de laboratório e a água. A estreptozotocina foi administrada a 55 mg/kg i.p. com uma solução de tampão citrato Ph 4.5.

2) O peso corporal, a ingestão de alimentos e água, a glucose sérica, o colesterol, os triglicéridos, a frequência cardíaca e a pressão sanguínea não invasiva de cada rato foram medidos antes e depois da administração de estreptozotocina.

3) Mais uma vez, o peso corporal, a ingestão de alimentos e água, a glucose sérica, o colesterol, os triglicéridos, a frequência cardíaca e a pressão sanguínea não invasiva de cada rato foram medidos antes e depois de 2 em 2 semanas até ao fim do tratamento.

4) A pressão arterial diastólica e a frequência cardíaca foram registadas utilizando o método da cauda.[65]

5) Foram colhidas amostras de sangue através do plexo retro-orbitário sob anestesia com éter para a determinação dos níveis plasmáticos de glucose, colesterol e triglicéridos.

6) Utilizando o sistema de aquisição de dados power-lab, o ECG de cada animal foi registado antes e depois do tratamento sob anestesia com cetamina.

7) No final do tratamento, a pressão arterial foi determinada por pressão arterial invasiva e a reatividade vascular foi testada com adrenalina, noradrenalina e fenilefrina.[66]

8) A aorta torácica foi dissecada e utilizada para a deteção de antioxidantes, vasorelaxamento e estudos histológicos.

9) A vasorelaxação induzida pela acetilcolina e pelo nitroprussiato de sódio foi medida em aorta isolada de rato para cada grupo. [58,67,68]

10) No último estudo histopatológico do coração do rato. [83]

1.1.5. Metodologia para a administração oral de medicamentos

1) Foi utilizada uma agulha de gavagem oral para ratos (16 gazes); a sua ponta foi embotada para evitar qualquer lesão da superfície interna da boca e do esófago. A agulha de alimentação foi ligada à seringa.

2) A quantidade necessária de solução do fármaco foi retirada da seringa. As bolhas de ar foram removidas e o volume da solução foi ajustado.

3) O rato foi segurado por uma mão de forma a que o animal abrisse a boca.

4) A agulha foi inserida através do espaço intra-dentário e empurrada suavemente para o esófago.

5) A agulha foi ajustada para a posição desejada.

6) O êmbolo da seringa foi empurrado suavemente para administrar o volume exato da solução do medicamento.[69]

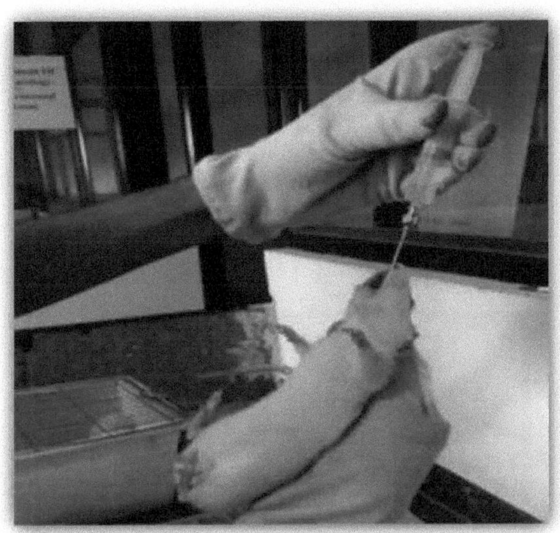

Fig. 6.1 Metodologia para a administração oral de medicamentos

1.1.6. Metodologia para a remoção de sangue pelo método de punção retro-orbital

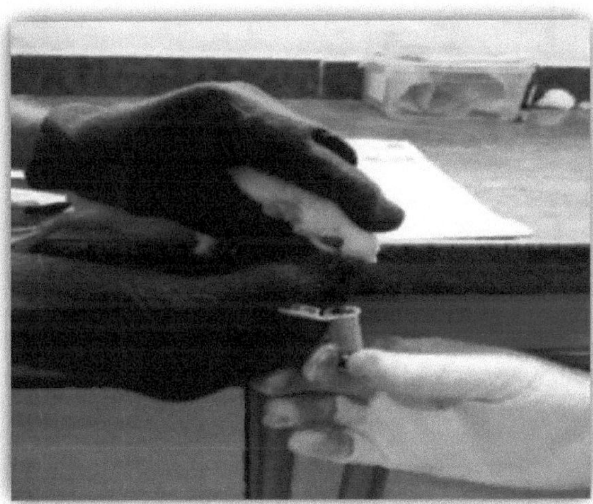

Fig 6.2 Metodologia para a remoção de sangue pelo método de punção retro-orbital

1) Os animais foram anestesiados com éter anestésico.
2) Os animais eram segurados com as orelhas entre dois dedos, de forma a que o animal não mexesse a cabeça.
3) Os tubos microcapilares esterilizados foram empurrados com um movimento rotativo através da conjuntiva do olho até à parede posterior da órbita.
4) A amostra de sangue foi recolhida do capilar para o tubo de centrifugação.

5) Foram colhidos cerca de 0,4 a 0,5 ml de sangue.

6) O capilar foi retirado dos olhos após a recolha da amostra de sangue e o fluxo sanguíneo foi interrompido com a ajuda de um algodão embebido em álcool a 96%. [70]

1.1.7. Metodologia para a preparação do soro

1) O sangue foi colhido pelo método retro-orbital.

2) O sangue foi mantido para coagulação durante 3 horas.

3) O sangue coagulado foi centrifugado numa máquina de centrifugação a 2500-3000 rpm durante 20 minutos.

4) O sobrenadante de cor amarela pálida foi recolhido para análise bioquímica.

1.1.8. Metodologia de Canulação da Artéria Carótida para Registo da Pressão Arterial Invasiva em Ratos

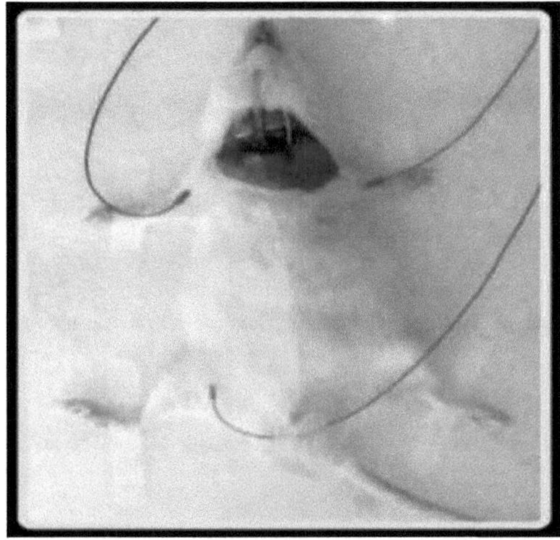

Fig.6.3 Posição do elétrodo de ECG no corpo do rato

1) Os animais foram pesados antes do início da experiência.

2) Os animais foram anestesiados para anestesia cirúrgica com cetamina e xilazina (75mg/kg e 15mg/kg i.p. resp.)

3) Os membros dos animais foram fixados com a ajuda de uma fita adesiva numa posição confortável na mesa de experiências.

4) Os eléctrodos de ECG foram fixados ao corpo do animal na sua posição respectiva. O elétrodo positivo (vermelho) foi fixado no bordo superior esquerdo em direção ao coração, o elétrodo negativo (preto) no bordo direito em direção ao coração e o elétrodo de referência (verde) no bordo inferior direito em direção ao coração.

5) Foi feita uma incisão na região do pescoço para revelar a traqueia, duas artérias carótidas que correm paralelamente à traqueia e ao esófago. Cerca de 4 cm da artéria carótida esquerda foi exposta e

Limpar o tecido conjuntivo e o nervo vago com uma pinça de artéria.

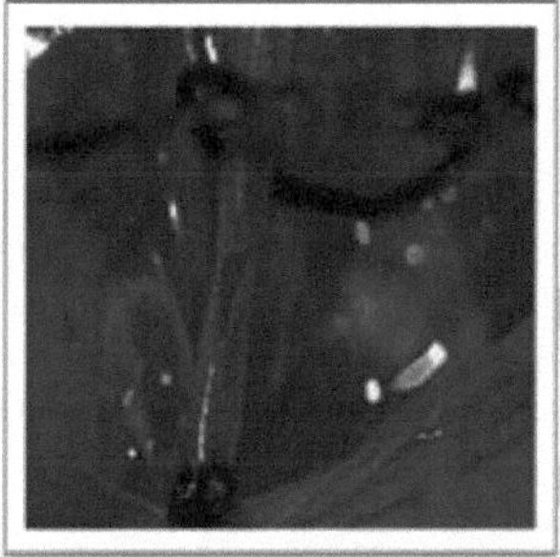 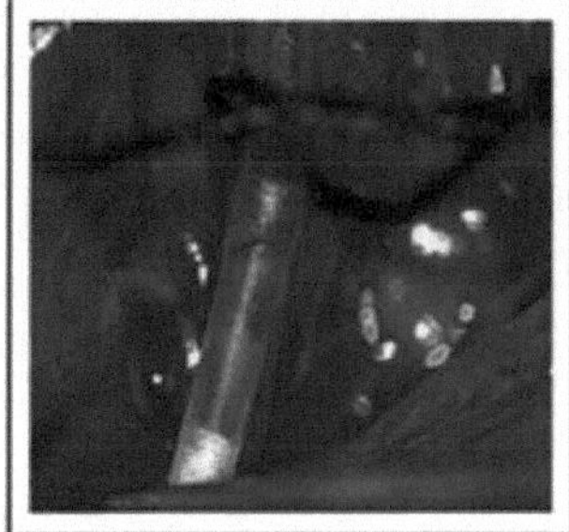

Fig. 6.4. Canulação da artéria carótida

6) A artéria carótida foi canulada da seguinte forma

1. A cânula de polipropileno e a seringa foram enchidas com soro fisiológico heparinizado (100 UI/ml). A necessidade de heparina era para evitar a formação de coágulos sanguíneos, que é maior com a cânula arterial do que com a venosa.
2. A cânula foi ligada ao cubo da agulha que estava ligado a um transdutor de tensão arterial.
3. A ligadura (fio de seda ou algodão 3.0) foi passada à volta da artéria com um par de hemostáticos.
4. O fio foi atado o mais afastado do coração (ou seja, a ligadura distal ou caudal ao coração). Dois fios foram atados mais próximo do coração (ou seja, a ligadura proximal ao coração) em nó ajustável e nó solto à volta do vaso.
5. Com uma tesoura de íris, foi efectuado um corte oblíquo pouco profundo no vaso sanguíneo, suficientemente largo para permitir a introdução da cânula, mas não tão profundo que pudesse cortar a artéria em duas.
6. Segurando a ligadura ligeiramente esticada com uma mão, com a outra mão foi introduzida na artéria a cânula arterial preparada (todas as bolhas de ar na cânula arterial e na cúpula do transdutor foram eliminadas com soro fisiológico heparinizado).
7. A ligadura solta foi atada à volta da artéria e o nó ajustável foi retirado. Em seguida, a cânula foi atada no local sem ocluir o vaso sanguíneo.[71]

1.1.9. Reatividade vascular às catecolaminas

Após a conclusão do programa de tratamento, os ratos de cada grupo foram anestesiados com cetamina e xilazina (75 mg/kg e 15 mg/kg i.p. resp.). A veia jugular direita foi canulada com um cateter de polietileno fino para a administração dos fármacos. A pressão sanguínea (PA) foi registada a partir da artéria carótida comum esquerda utilizando um transdutor de pressão por método direto no sistema de aquisição de dados do laboratório de energia. Foi colocada solução salina heparinizada (100 UI/ml) no transdutor e no cateter fino canulado na artéria carótida para evitar a formação de coágulos. Após 30 minutos de estabilização, a variação média da PA à adrenalina (1^g/kg/ml), noradrenalina (1^g/kg/ml) e fenilefrina (1 |ig/kg/ml) foi registada utilizando o sistema de aquisição de dados PowerLab®.

6.4. Estudos in vitro

Vasorelaxamento induzido por acetilcolina (ACh) e nitroprussiato de sódio (SNP) em aorta isolada de rato

1) Imediatamente após a conclusão dos estudos de reatividade vascular, os ratos foram sacrificados pelo método de embolia aérea venosa.

2) Foi efectuada uma incisão abdominal na linha média e toda a aorta torácica descendente, desde o arco até ao diafragma, foi isolada e uma parte dela foi colocada em solução de Krebs com a seguinte composição (mM): Nacl: 118,4; Kcl: 4,7; $CaCl_2$: 2,5; KH_2PO_4: 1,2;

$MgSO_4$:1,2; $NaHCO_3$:25, glucose:11. A 37^0 C e arejado com 95% de O_2 e 5% de CO_2. A parte restante foi utilizada para avaliar a atividade antioxidante, tendo sido armazenada em soro fisiológico normal sob refrigeração a (0^0 C).

3) O tecido conjuntivo e a gordura aderente foram removidos da aorta. Foram preparados anéis de cerca de 3 mm de comprimento e montados num banho de órgãos contendo 15 ml de solução de Krebs a 37^0 C e arejados com 95% de O_2 e 5% de CO_2.

4) As contracções foram registadas suspendendo os anéis entre dois ganchos de aço inoxidável, um dos quais ligado à extremidade de um tubo de banho e o outro ligado a um transdutor de força (PowerLab® ML750).

5) Teve-se o cuidado de assegurar que a camada endotelial não fosse danificada durante a preparação dos anéis da aorta.

6) Um gancho foi fixado a um manipulador micrométrico que permite ajustar a tensão de repouso dos anéis e o outro foi ligado a um transdutor de deslocamento de força (PowerLab® ML750) para a medição da força isométrica.

7) A tensão de repouso de 1 g foi aplicada à preparação e equilibrada numa solução de banho de 15 ml durante 150-180 min antes da experiência, com troca de solução de banho de 15 em 15 min.

8) Os anéis foram equilibrados durante cerca de 3 horas e depois expostos a 1 X 10^{-6} M de fenilefrina.

9) Quando a resposta contrátil da fenilefrina estabilizou, para estudos de relaxamento foram adicionados acetilcolina e nitroprussiato de sódio de forma cumulativa.

10) As concentrações de acetilcolina e nitroprussiato de sódio foram efectuadas numa gama de 1 X 10^{-9} a 1 X 10^{-4} M.[72,73]

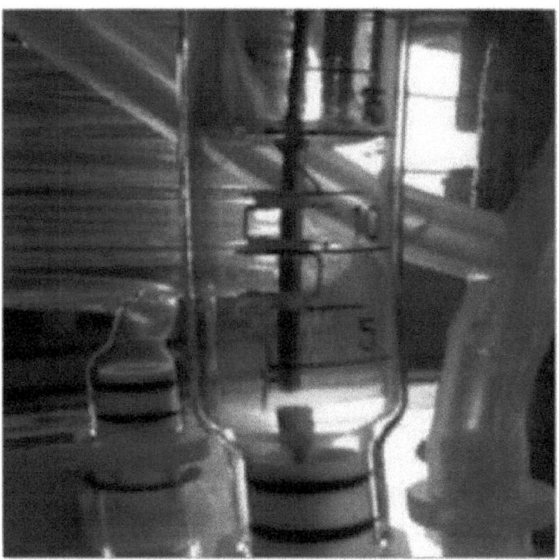

Fig. 6.5 Configuração experimental para estudos de relaxamento em anéis de aorta de rato.

6.4.1 Metodologia para a Atividade Antioxidante

6.4.1.1. Homogeneização

A parte restante da aorta dos estudos de vasorelaxamento foi utilizada para a preparação do homogenato aórtico. A aorta foi lavada com solução salina isotónica e pesada. Foi preparado um homogenato de tecido a 10 % (p/v) em tampão fosfato 0,1 M gelado (pH 7,4). A fração pós-nuclear para o ensaio da catalase foi obtida por centrifugação do homogenato a 1000 rpm durante 20 minutos, a 4^0 C; para outros ensaios enzimáticos, a centrifugação foi feita a 12 000 rpm durante 60 minutos, a 4^0 C. Foi utilizado um bioespectrofotómetro (Modelo-BL 200, Elico) para os ensaios subsequentes.

6.4.1.2. Atividade da catalase

A atividade da catalase foi avaliada pelo método de Luck,

Princípio: A CAT é uma hemeproteína, localizada nos microperoxissomas. Reduz o peróxido de hidrogénio produzido pela reação de dismutação e impede a geração de radicais hidroxilo, protegendo assim os constituintes celulares dos danos oxidativos no peroxissoma. A enzima catalisa a decomposição do H2O2 em água e oxigénio, que protegem a célula dos danos oxidativos causados pelo H2O2.

Procedimento: A degradação do H2O2 é medida a 240 nm. Resumidamente, a mistura de ensaio consiste em 3 ml de H2O2 em tampão fosfato (pH 7) e 0,05 ml de sobrenadante de homogenato de tecido (10 %), a alteração na absorvância foi registada após 1 min a 240 nm. A atividade enzimática foi calculada utilizando o coeficiente de extinção milimolar do H2O2 (0,07/mmol/cm). Os resultados foram expressos em micromoles de H2O2 decomposto por minuto por miligrama de proteína.[74,75]

6.4.1.3 Atividade da superóxido dismutase

A atividade da superóxido dismutase (SOD) foi analisada de acordo com o método de Kono.

Princípio: A SOD é uma metaloproteína e é a primeira enzima envolvida na defesa antioxidante contra os ERO, reduzindo o nível de oxigénio no estado estacionário. A SOD elimina os iões superóxido produzidos como subprodutos celulares. A SOD é uma das principais defesas das células aeróbias para combater o efeito tóxico dos radicais superóxidos. A atividade da SOD é determinada pela capacidade da enzima para inibir a auto-oxidação do pirogalol.

Procedimento: A redução do nitroblue tetrazolium (NBT) foi inibida pela SOD e foi medida espectrofotometricamente a 560 nm. Resumidamente, a reação foi iniciada pela adição de cloridrato de hidroxilamina à mistura de reação contendo NBT e a fração pós-nuclear do homogenato (10%). O resultado foi expresso em unidades por miligrama de proteína, sendo uma unidade de enzima definida como a quantidade de SOD necessária para inibir a velocidade de reação em 50 %.[76]

6.4.1.4 Atividade de peroxidação lipídica (LPO)

A medição quantitativa da peroxidação lipídica no cérebro foi efectuada de acordo com o método de Wills.

Princípio: O stress oxidativo está associado à peroxidação dos lípidos celulares, que é determinada pela medição da substância que reage com o ácido tiobarbitúrico (TBARS). A concentração de produtos LPO pode refletir o grau de stress oxidativo. O aumento do nível de TBARS resulta no aumento de OFRs, que atacam os ácidos gordos polinsaturados nas membranas celulares e causam LPO. O teor de malondialdeído (MDA), uma medida da peroxidação lipídica, foi avaliado sob a forma de TBARS.

Procedimento: A quantidade de malondialdeído formado foi medida por ação com ácido tiobarbitúrico a 532 nm. A mistura de reação contém: 0,1 ml de homogenato de tecido, lauril sulfato de sódio (SLS), ácido acético a 20% e ácido tiobarbitúrico. A mistura foi aquecida a 95°C durante 1 h. Em seguida, adicionou-se uma mistura de n-butanol e piridina. A absorvância da camada superior (camada orgânica) foi medida a 532 nm. Os resultados foram expressos em nanomoles de MDA por miligrama de proteína, utilizando o coeficiente de extinção 1,56 x 10^5 /M/cm.[77]

6.4.1.5. Atividade do óxido nítrico (NO)

Princípio: O óxido nítrico (NO) é uma molécula difusível, transitória e reactiva que tem efeitos fisiológicos na gama pico a micromolar, actuando através da ativação da guanilato ciclase solúvel. A conversão do nitrato em nitrito pela enzima nitrato redutase. A deteção do nitrito é então determinada como um produto colorido azo-corante da reação de Griess que absorve luz visível a

543 nm.

Procedimento: O nitroprussiato de sódio (5mM, 0,1 ml) em tampão fosfato (pH 7) (50mM) foi incubado com o composto de ensaio à temperatura ambiente durante 30 minutos. Após 30 minutos, adicionou-se 0,5 ml da solução incubada a 0,5 ml de reagente de griess e a absorvância foi medida a 543 nm. A concentração de nitritos foi calculada a partir da curva padrão utilizando nitrito de sódio como padrão e expressa em micromoles de nitritos por mililitro de homogenato.[78]

6.4.1.6 Parâmetro **bioquímico**

1) Estimativa do nível de glucose no soro:-

Nível de glucose no soro estimado por kit de diagnóstico. Adicionar 1,5 ml de reagente de trabalho e 1,5 ml de água purificada a 20ɥl de amostra de soro.Misturar bem.Incubar a 37^0 C durante 10 minutos ou à temperatura ambiente (15-300 C) durante 30 minutos. Medir a absorvância do padrão seguido do teste a 550.calculado por: Soro (mg/dL) = Absorbância do teste / Absorbância do padrão* 100.

2) Estimativa do nível de colesterol:-

Aos 200^L de amostra de soro adicionar 200^L de Reagente 3. Misturar bem e manter à temperatura ambiente durante 10 minutos. Centrifugar a 2000 rpm durante 15 minutos e separar o sobrenadante. Em seguida, retirar 100 ^L do sobrenadante e adicionar 1 ml do reagente 1. Deixar repousar durante 10 minutos. Medir a absorvância a 550.

Calculado por: Colesterol (mg/dL)=Absorvância do teste/Absorvância do padrão*200

Colesterol HDL (mg/dL)= Absorvância do teste / Absorvância do padrão*50*2

3) Estimativa do nível de triglicéridos:-

Adicionar 1 ml do reagente 1 aos 10 ^L de soro. Misturar bem. Incubar a 37^0 C. Durante 10 minutos, medir a absorvância a 550nm.

Calculado por: Triglicéridos (mg/dL)= Absorvância do teste / Absorvância do padrão *200.

6.5. Análise estatística

Todos os dados foram expressos como média ± SEM. Todos os grupos de dados foram analisados pelo teste t de Student não pareado e pela análise de variância unidirecional seguida pelo teste de Dunnett usando o Graph Pad Prism 5.0 (Graph-Pad Software: San Diego, CA, EUA). Os valores p<0,05, p<0,01, p<0,001, p<0,0001 foram considerados estatisticamente significativos.

7 RESULTADO

7.1. Efeitos da Fluvastatina e da Dapagliflozina na Síndrome Diabética induzida por Frutose

7.1.1. Parâmetros gerais

7.1.2. Efeito no peso corporal

O Grupo II registou um aumento significativo (p<0,001) do peso corporal em comparação com o Grupo I. Todos os grupos de tratamento registaram uma diminuição significativa (p<0,001) do peso corporal em comparação com o Grupo II após 6 semanas de tratamento com o medicamento.

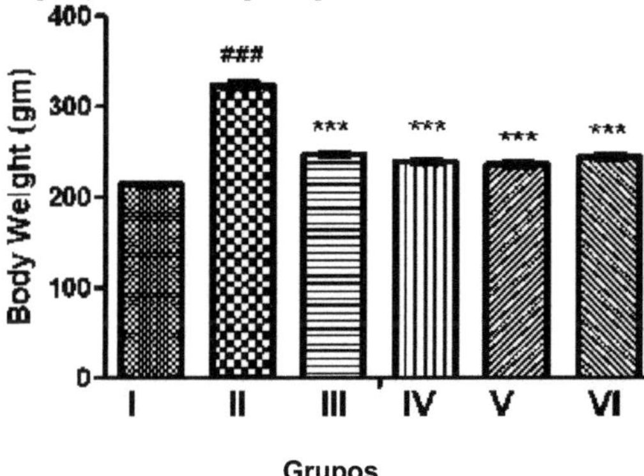

Fig. 7.1 Efeito da Fluvastatina e da Dapagliflozina no peso corporal em ratos com síndrome metabólica induzida por frutose.

Grupo I: Veículo (água destilada 5 ml/kg, p.o.); *Grupo II*: Diabético (Frutose 66 %w/v ,10 ml/kg, p.o.) ; *Grupo III*: Fluvastatina (4 mg/kg,p.o.); *Grupo IV*: Dapagliflozina (2 mg/kg, p.o.); *Grupo V*: Fluvastatina (4mg/kg, p.o.) + Dapagliflozina (2mg.kg, p.o.); *Grupo VI*: Atorvastatina (8mg/kg, p.o.)

Os valores são expressos como média ± S.E.M. (N=5)

#Grupo II em comparação com o Grupo I. (Teste t não emparelhado).

*Grupos III, IV, V e VI em comparação com o Grupo II.

(ANOVA de uma via seguida do teste de Dunnett).

ns - Não significativo, * *,# p < 0,05, **,## p < 0,01 e ***,### p < 0,001.

*Grupos III, IV, V e VI em comparação com o Grupo II.

(ANOVA de uma via seguida do teste de Dunnett).

ns - Não significativo, *,# p < 0,05, **' ##p < 0,01 e ***,### p < 0,001.

7.1.3. Efeito no consumo de alimentos

O grupo II registou um aumento significativo (p<0,001) no consumo de alimentos em comparação com o grupo

1. Os grupos III, IV, V e VI apresentaram uma redução significativa (p<0,001) no consumo de alimentos em comparação com o grupo II após 6 semanas de tratamento com o medicamento.

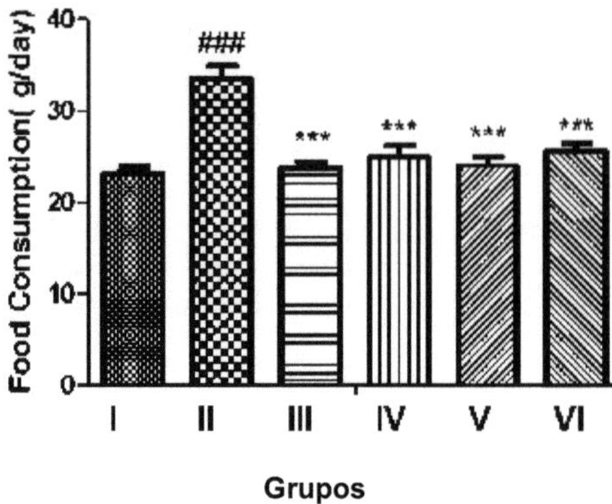

Fig. 7.2 Efeito da Fluvastatina e da Dapagliflozina no consumo de alimentos em ratos com síndrome metabólica induzida por frutose.

***Grupo I*: Veículo (água destilada 5 ml/kg, p.o.); *Grupo II*: Diabético (Frutose 66 %w/v ,10 ml/kg, p.o.) ; *Grupo III*: Fluvastatina (4 mg/kg,p.o.); *Grupo IV*: Dapagliflozina (2 mg/kg,p.o.); *Grupo V*: Fluvastatina (4mg/kg,p.o.) + Dapagliflozina (2mg.kg,p.o.); *Grupo VI*: Atorvastatina (8mg/kg,p.o.) Os valores são expressos como média ± S.E.M. (N=5) #Grupo II comparado com o Grupo I. (Teste t não pareado). *Grupos III, IV, V e VI comparados com o Grupo II. (One-way ANOVA seguido do teste de Dunnett). ns - Não significativo, *,# p < 0,05, **,## p < 0,01 e ***,### p < 0,001.**

7.1.4. Efeito na ingestão de fluidos

O Grupo II registou um aumento significativo (p<0,001) da ingestão de líquidos em comparação com o Grupo I. O Grupo III registou uma alteração ligeiramente inferior, mas não significativa, da ingestão de líquidos em comparação com o Grupo II. Os Grupos IV, V e VI registaram uma diminuição significativa (p<0,001) da ingestão de líquidos em comparação com o Grupo II após 6 semanas de tratamento com o medicamento.

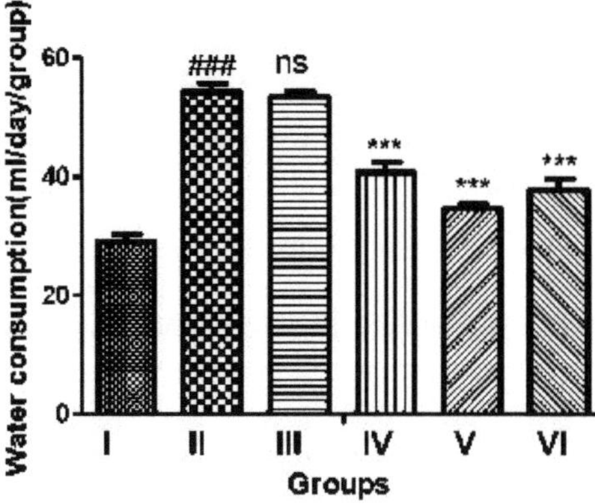

Fig. 7.3 Efeito da Fluvastatina e da Dapagliflozina na ingestão de líquidos em ratos com síndrome metabólica induzida por frutose.

***Grupo I*: Veículo (água destilada 5 ml/kg, p.o.); *Grupo II*: Diabético (Frutose 66 %w/v ,10 ml/kg, p.o.) ; *Grupo III*: Fluvastatina (4 mg/kg,p.o.); *Grupo IV*: Dapagliflozina (2 mg/kg,p.o.); *Grupo V*: Fluvastatina (4mg/kg,p.o.) + Dapagliflozina (2mg.kg,p.o.); *Grupo VI*: Atorvastatina (8mg/kg,p.o.) Os valores são expressos como média ± S.E.M. (N=5) #Grupo II comparado com o Grupo I. (Teste t não pareado). *Grupos III, IV, V e VI comparados com o Grupo II. (One-way ANOVA seguido do teste de Dunnett). ns - Não significativo, *,# p < 0,05, **,## p < 0,01 e ***,### p < 0,001.**

7.2. Estudos bioquímicos

7.2.1. Medição da glicose sérica

O Grupo I apresentou um nível normal de glucose sérica. O Grupo II apresentou um aumento significativo (p<0,001) da glucose sérica em comparação com o Grupo I. Os Grupos III e VI apresentaram uma alteração ligeiramente inferior, mas não significativa, da glucose sérica em comparação com o Grupo II. Os grupos VI e V apresentaram uma diminuição significativa (p<0,001) da glucose sérica em comparação com o grupo II após 6 semanas de tratamento com o medicamento.

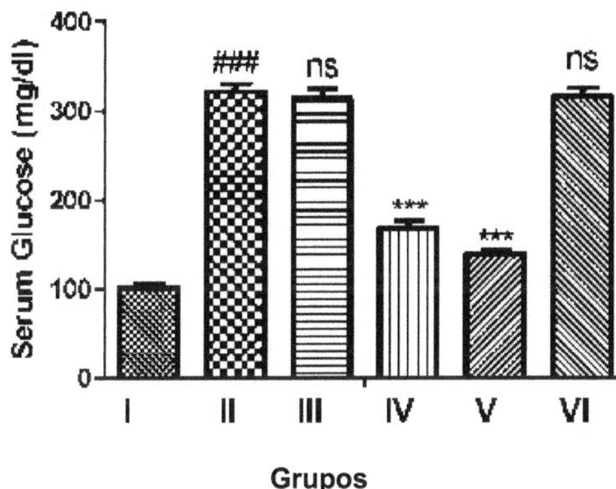

Fig. 7.4 Efeito da Fluvastatina e da Dapagliflozina na glicose sérica em ratos com síndrome metabólica induzida por frutose.

***Grupo I*: Veículo (água destilada 5 ml/kg, p.o.); *Grupo II*: Diabético (Frutose 66 %w/v ,10 ml/kg, p.o.) ; *Grupo III*: Fluvastatina (4 mg/kg,p.o.); *Grupo IV*: Dapagliflozina (2 mg/kg,p.o.); *Grupo V*: Fluvastatina (4mg/kg,p.o.) + Dapagliflozina (2mg.kg,p.o.); *Grupo VI*: Atorvastatina (8mg/kg,p.o.) Os valores são expressos como média ± S.E.M. (N=5) #Grupo II comparado com o Grupo I. (Teste t não pareado). *Grupos III, IV, V e VI comparados com o Grupo II. (One-way ANOVA seguido do teste de Dunnett). ns - Não significativo, *,# p < 0,05, **,## p < 0,01 e ***,### p < 0,001.**

7.2.2. Medição dos triglicéridos séricos

O grupo I apresentou um nível normal de triglicéridos no soro. O Grupo II registou um aumento significativo (p<0,001) dos triglicéridos séricos em comparação com o Grupo I. Os Grupos III, V e VI registaram uma diminuição significativa (p<0,001) do nível de triglicéridos séricos em comparação com o Grupo II. O Grupo IV registou uma diminuição menos significativa (p<0,01) do nível de triglicéridos no soro do que o Grupo II após 6 semanas de tratamento com o medicamento.

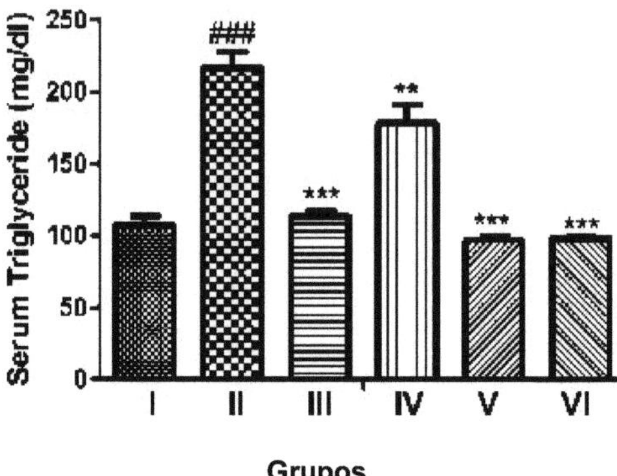

Fig. 7.5 Efeito da Fluvastatina e da Dapagliflozina nos triglicéridos séricos em ratos com síndrome metabólica induzida por frutose.

***Grupo I*: Veículo (água destilada 5 ml/kg, p.o.); *Grupo II*: Diabético (Frutose 66 %w/v ,10 ml/kg, p.o.) ; *Grupo III*: Fluvastatina (4 mg/kg,p.o.); *Grupo IV*: Dapagliflozina (2 mg/kg,p.o.); *Grupo V*: Fluvastatina (4mg/kg,p.o.) + Dapagliflozina (2mg.kg,p.o.); *Grupo VI*: Atorvastatina (8mg/kg,p.o.) Os valores são expressos como média ± S.E.M. (N=5) #Grupo II comparado com o Grupo I. (Teste t não pareado). *Grupos III, IV, V e VI comparados com o Grupo II. (One-way ANOVA seguido do teste de Dunnett). ns - Não significativo, *,# p < 0,05, **,## p < 0,01 e ***,### p < 0,001.**

7.2.3. Medição do colesterol sérico

O Grupo I apresentou um nível normal de colesterol sérico. O Grupo II apresentou um aumento significativo (p<0,001) do colesterol sérico em comparação com o Grupo I. Os Grupos III, IV, V e VI apresentaram uma diminuição significativa (p<0,001) do nível de colesterol sérico em comparação com o Grupo II após 6 semanas de tratamento com o medicamento.

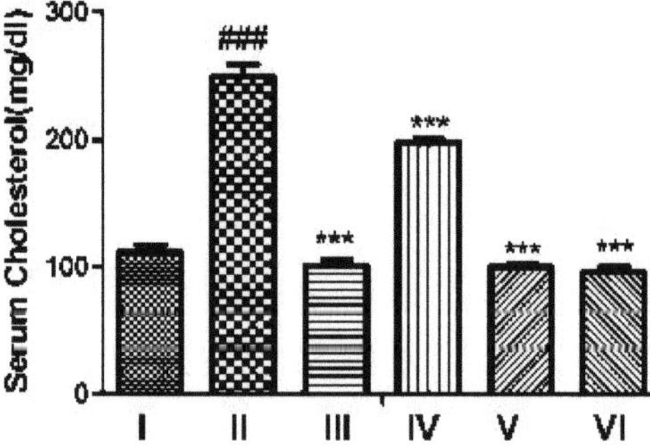

Grupos

Fig. 7.6 Efeito da Fluvastatina e da Dapagliflozina no colesterol sérico em ratos com síndrome metabólica induzida por frutose.

Grupo I: Veículo (água destilada 5 ml/kg, p.o.); *Grupo II*: Diabético (Frutose 66 %w/v ,10 ml/kg, p.o.) ; *Grupo III*: Fluvastatina (4 mg/kg,p.o.); *Grupo IV*: Dapagliflozina (2 mg/kg,p.o.); *Grupo V*: Fluvastatina (4mg/kg,p.o.) + Dapagliflozina (2mg.kg,p.o.); *Grupo VI*: Atorvastatina (8mg/kg,p.o.) Os valores são expressos como média ± S.E.M. (N=5) #Grupo II comparado com o Grupo I. (Teste t não pareado). *Grupos III, IV, V e VI comparados com o Grupo II. (One-way ANOVA seguido do teste de Dunnett). ns - Não significativo, *,# p < 0,05, **,## p < 0,01 e ***,### p < 0,001.

7.3. Parâmetros cardiovasculares

7.3.1. Efeito na pressão arterial por método não invasivo (tail-cuff)

O Grupo I apresentou pressão arterial normal. O Grupo II registou um aumento significativo (p<0,001) da pressão arterial em comparação com o Grupo I. Os Grupos III, V e VI registaram uma diminuição significativa (p<0,001) da pressão arterial em comparação com o Grupo II. O Grupo IV registou uma diminuição ligeiramente menor, mas não significativa, da pressão arterial em comparação com o Grupo II após 6 semanas de tratamento com o medicamento.

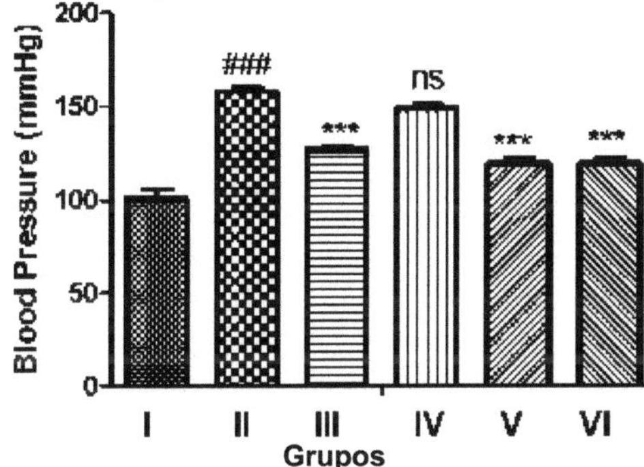

Fig. 7.7 Efeito da Fluvastatina e da Dapagliflozina na pressão arterial (método indireto) em ratos com síndrome metabólica induzida por frutose.

Grupo I: Veículo (água destilada 5 ml/kg, p.o.); *Grupo II*: Diabético (Frutose 66 %w/v ,10 ml/kg, p.o.) ; *Grupo III*: Fluvastatina (4 mg/kg,p.o.); *Grupo IV*: Dapagliflozina (2 mg/kg,p.o.); *Grupo V*: Fluvastatina (4mg/kg,p.o.) + Dapagliflozina (2mg.kg,p.o.); *Grupo VI*: Atorvastatina (8mg/kg,p.o.) Os valores são expressos como média ± S.E.M.(N=5) #Grupo II comparado com o Grupo I. (Teste t não pareado). *Grupos III, IV, V e VI comparados com o Grupo II. (One-way ANOVA seguido do teste de Dunnett). ns - Não significativo, *,# p < 0,05, **,## p < 0,01 e ***,### p < 0,001.

7.3.2. Efeito na pressão arterial por método invasivo (direto)

O grupo II apresentou um aumento significativo (p<0,001) da pressão arterial em comparação com o grupo I. O grupo IV apresentou uma redução menos significativa (p<0,05) em comparação com o grupo II, o grupo III, V e VI apresentaram uma redução significativa da pressão arterial (p<0,001) em comparação com o grupo II após 6 semanas de tratamento.

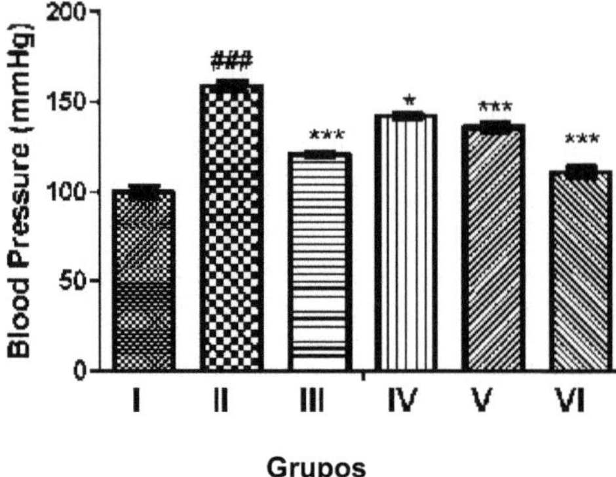

Fig. 7.8 Efeito da Fluvastatina e da Dapagliflozina na pressão arterial (método direto) em ratos com síndrome metabólica induzida por frutose.
***Grupo I*: Veículo (água destilada 5 ml/kg, p.o.); *Grupo II*: Diabético (Frutose 66 %w/v ,10 ml/kg, p.o.) ; *Grupo III*: Fluvastatina (4 mg/kg,p.o.); *Grupo IV*: Dapagliflozina (2 mg/kg,p.o.); *Grupo V*: Fluvastatina (4mg/kg,p.o.) + Dapagliflozina (2mg.kg,p.o.); *Grupo VI*: Atorvastatina (8mg/kg,p.o.) Os valores são expressos como média ± S.E.M.(N=5) #Grupo II comparado com o Grupo I. (Teste t não pareado). *Grupos III, IV, V e VI comparados com o Grupo II. (One-way ANOVA seguido do teste de Dunnett). ns - Não significativo, *,# p < 0,05, **,## p < 0,01 e ***,### p < 0,001.**

7.3.3. Efeito na frequência cardíaca

O Grupo I apresentou uma frequência cardíaca normal. O Grupo II registou uma diminuição significativa (p<0,001) da frequência cardíaca em comparação com o Grupo I. Os Grupos III, IV, V e VI registaram um aumento significativo (p<0,001) da frequência cardíaca em comparação com o Grupo II após 6 semanas de tratamento com o medicamento.

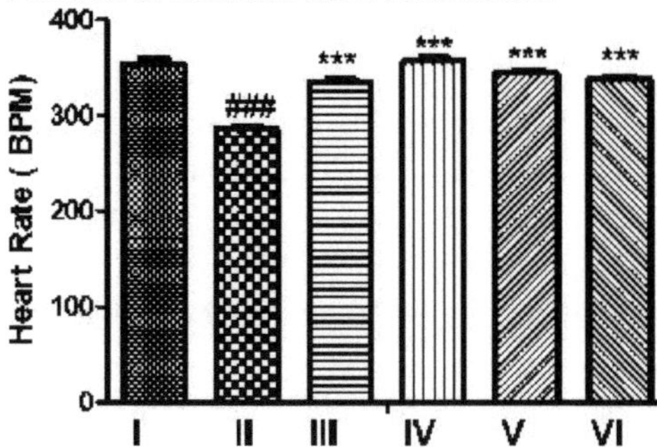

Grupos

Fig. 7.9 Efeito da Fluvastatina e da Dapagliflozina na frequência cardíaca em ratos com síndrome metabólica induzida por frutose.

]]

7.3.4. Reatividade vascular a várias catecolaminas:

7.3.4.1Efeito dos fármacos anti-hipertensivos e antidiabéticos na reatividade vascular à adrenalina (1^g/kg), noradrenalina (1^g/kg) e fenilefrina (1^g/kg) em ratos com síndrome metabólica induzida por frutose.

O grupo I apresentou respostas normais às várias catecolaminas como Adr (1p.g/kg), NA (1p.g/kg) e PE (1p.g/kg) na reatividade vascular, ao passo que o grupo II apresentou uma elevação significativa ($p < 0,001$) na alteração média da pressão sanguínea para Adr (1p.g/kg), NA (1pg/kg) e PE (1p.g/kg) em comparação com os ratos de controlo. O grupo IV apresentou uma alteração ligeiramente inferior, mas não significativa, da pressão sanguínea em comparação com o grupo II. Os grupos III, V e VI apresentaram uma queda significativa ($p<0,01$) na alteração média da PA com Adr (1p.g/kg), NA (1p.g/kg) e PE (1p.g/kg) em comparação com o grupo II.

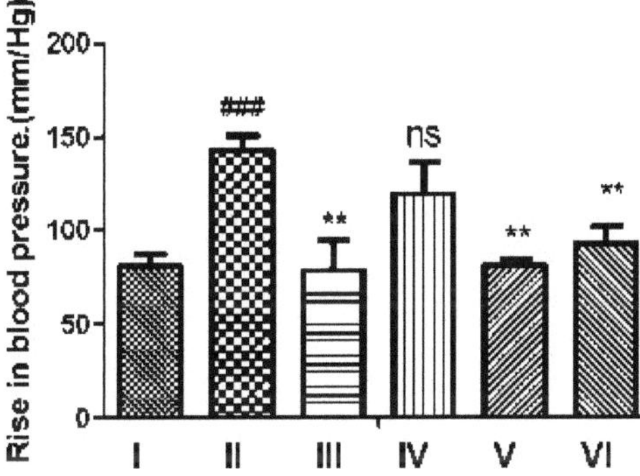

Grupos

Fig. 10: : Efeito dos medicamentos anti-hipertensivos e antidiabéticos na reatividade vascular

à adrenalina (1^g/kg) em ratos com síndrome metabólica induzida pela frutose.

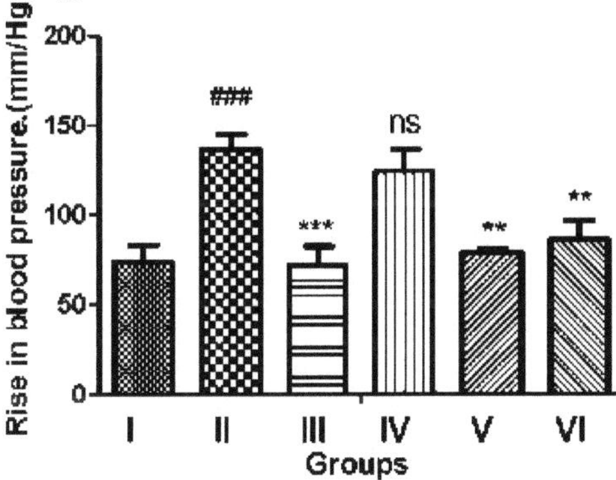

Fig. 11: Efeito dos fármacos anti-hipertensivos e antidiabéticos na reatividade vascular

à noradrenalina (1^g/kg) em ratos com síndrome metabólica induzida pela frutose.

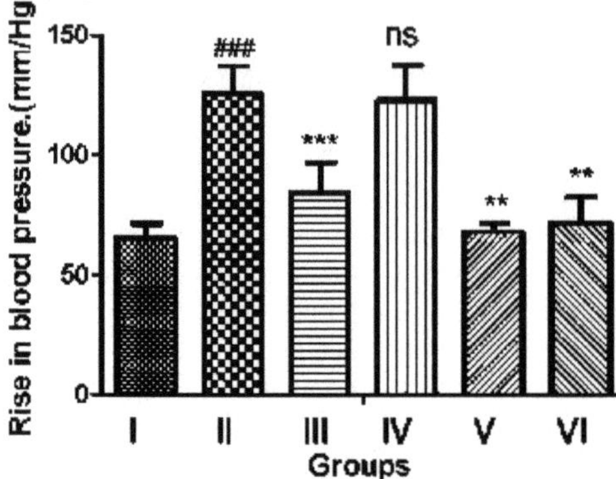

Fig. 12: : Efeito dos medicamentos anti-hipertensivos e antidiabéticos na reatividade vascular à fenilefrina (1^g/kg) em ratos com síndrome metabólica induzida pela frutose.

7.4 Estudos In-Vitro

7.4.1 Efeito na função endotelial vascular

7.4.1.1 Efeito de medicamentos antidiabéticos e anti-hipertensivos no relaxamento induzido pela acetilcolina (Ach) da aorta de rato pré-contraída com fenilefrina (1 x 10-6M) em ratos com síndrome metabólica induzida por frutose.

As aortas do Grupo I mostraram uma resposta relaxante normal a doses cumulativas de Ach (1 X 10^{-4} M), o que significa uma função endotelial normal. As respostas relaxantes à Ach foram significativamente ($p<0,001$) diminuídas em aortas de animais diabéticos tratados com frutose, indicando disfunção endotelial em ratos diabéticos. Verificou-se uma melhoria significativa ($p<0,01$) da função endotelial com Fluvastatina e Dapagliflozina em animais diabéticos induzidos por frutose, enquanto as aortas de animais tratados com a combinação de Fluvastatina e Dapagliflozina apresentaram uma melhoria mais significativa ($p<0,001$) nas respostas relaxantes à Ach após 6 semanas de tratamento.

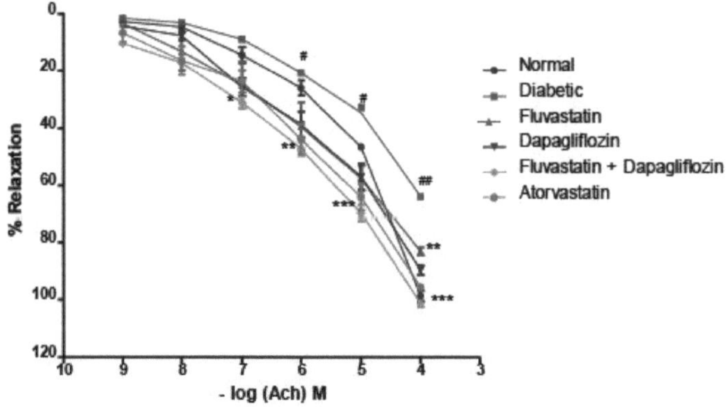

Fig. 7.13 Efeito dos medicamentos anti-hipertensivos e antidiabéticos no relaxamento endotelial vascular com Ach em ratos com síndrome metabólica induzida por frutose.

Grupo I: Veículo (água destilada 5 ml/kg, p.o.); *Grupo II*: Diabético (Frutose 66 %w/v ,10 ml/kg, p.o.) ; *Grupo III*: Fluvastatina (4 mg/kg,p.o.); *Grupo IV*: Dapagliflozina (2 mg/kg, p.o.); *Grupo V*: Fluvastatina (4mg/kg, p.o.) + Dapagliflozina (2mg.kg, p.o.); *Grupo VI*: Atorvastatina (8mg/kg, p.o.)

Os valores são expressos como média ± S.E.M. (N=5)

#Grupo II em comparação com o Grupo I. (Teste t não emparelhado).

*Grupos III, IV, V e VI em comparação com o Grupo II.

(ANOVA de uma via seguida do teste de Dunnett).

ns - Não significativo, *,# p < 0,05, **,## p < 0,01 e ***,### p < 0,001.

7.4.2.2. Efeito dos medicamentos antidiabéticos e anti-hipertensivos no relaxamento induzido pelo nitroprussiato de sódio (SNP) na aorta de rato pré-contraída com fenilefrina (1 x 10^6 M) em ratos com síndrome metabólica induzida por frutose.

As aortas do Grupo I apresentaram uma resposta relaxante normal a doses cumulativas de SNP (10^{-9} M a 10^{-4} M). Isto significa uma função endotelial normal. As aortas do Grupo II apresentaram uma diminuição da resposta relaxante à SNP em aortas de animais diabéticos, o que indica danos endoteliais. O tratamento com a combinação de fluvastatina e dapagliflozina reduziu significativamente (p<0,01) os danos endoteliais em animais diabéticos tratados com frutose e nitroprussiato de sódio em aortas de animais diabéticos. Por outro lado, as aortas dos Grupos IV, V e VI mostraram um comprometimento significativo do relaxamento com doses cumulativas de nitroprussiato de sódio. Isto revela uma função endotelial afetada. As aortas dos Grupos V e VI mostraram uma melhoria nas respostas de relaxamento ao SNP após 6 semanas de tratamento. Este facto revela uma melhoria da função endotelial.

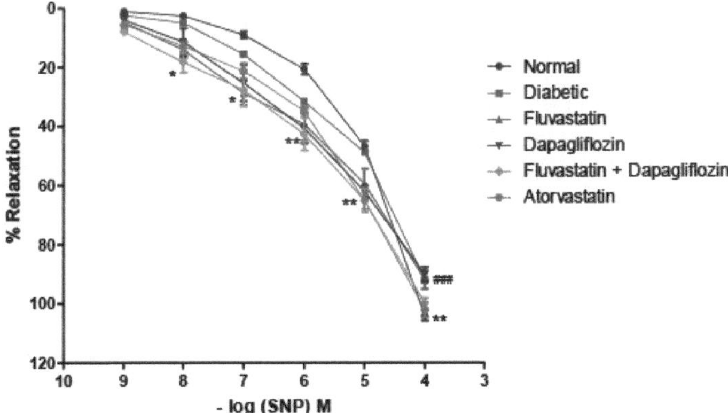

Fig. 7.14 Efeito dos medicamentos anti-hipertensivos e antidiabéticos no relaxamento endotelial vascular com nitroprussiato de sódio em ratos com síndrome metabólica induzida por frutose.

Grupo I: Veículo (água destilada 5 ml/kg, p.o.); *Grupo II*: Diabético (Frutose 66 %w/v ,10 ml/kg, p.o.) ; *Grupo III*: Fluvastatina (4 mg/kg,p.o.); *Grupo IV*: Dapagliflozina (2 mg/kg,p.o.); *Grupo V*: Fluvastatina (4mg/kg,p.o.) + Dapagliflozina (2mg.kg,p.o.); *Grupo VI*: Atorvastatina (8mg/kg,p.o.) Os valores são expressos como média ± S.E.M. (N=5) #Grupo II comparado com o Grupo I. (Teste t não pareado). *Grupos III, IV, V e VI comparados com o Grupo II. (One-way ANOVA seguido do teste de Dunnett). ns - Não significativo, *,# p < 0,05, **,## p < 0,01 e ***,### p < 0,001.

7.4.2 Medição da atividade antioxidante

7.4.2.1. Medição do nível de Superóxido Dismutase (SOD) na aorta do rato

O Grupo I apresentou um nível normal de SOD. O Grupo II apresentou uma diminuição significativa (p<0,001) da SOD em comparação com o Grupo I. O Grupo III apresentou um aumento significativo (p<0,01) da SOD em comparação com o Grupo II. Os grupos IV e V apresentaram um aumento significativo (p<0,001) da SOD em comparação com o grupo II. O grupo VI apresentou um aumento menos significativo (p<0,05) da SOD em comparação com o grupo II após 6 semanas de tratamento.

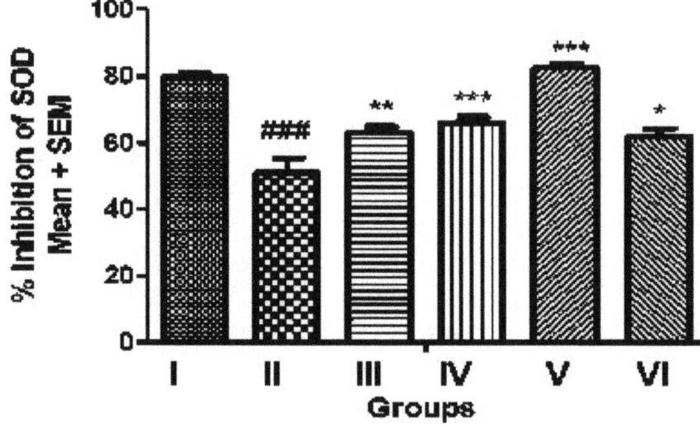

Fig. 7.15: Efeito da Fluvastatina e da Dapagliflozina na superóxido dismutase em ratos com síndrome metabólica induzida por frutose.
***Grupo I*: Veículo (água destilada 5 ml/kg, p.o.); *Grupo II*: Diabético (Frutose 66 %w/v ,10 ml/kg, p.o.) ; *Grupo III*: Fluvastatina (4 mg/kg,p.o.); *Grupo IV*: Dapagliflozina (2 mg/kg,p.o.); *Grupo V*: Fluvastatina (4mg/kg,p.o.) + Dapagliflozina (2mg.kg,p.o.); *Grupo VI*: Atorvastatina (8mg/kg,p.o.) Os valores são expressos como média ± S.E.M. (N=5) #Grupo II comparado com o Grupo I. (Teste t não pareado). *Grupos III, IV, V e VI comparados com o Grupo II. (One-way ANOVA seguido do teste de Dunnett). ns - Não significativo, *,# p < 0,05, **,## p < 0,01 e ***,### p < 0,001.**

7.4.2.2. Medição do nível de catalase (CAT) na aorta do rato

O Grupo I apresentou um nível normal de CAT. O grupo II registou uma diminuição significativa (p<0,001) da CAT em comparação com o grupo I. Os grupos III, IV e VI registaram um aumento ligeiramente inferior, mas não significativo, da CAT em comparação com o grupo II. O grupo V apresentou um aumento significativo (p<0,001) da CAT em comparação com o grupo II após 6 semanas de tratamento.

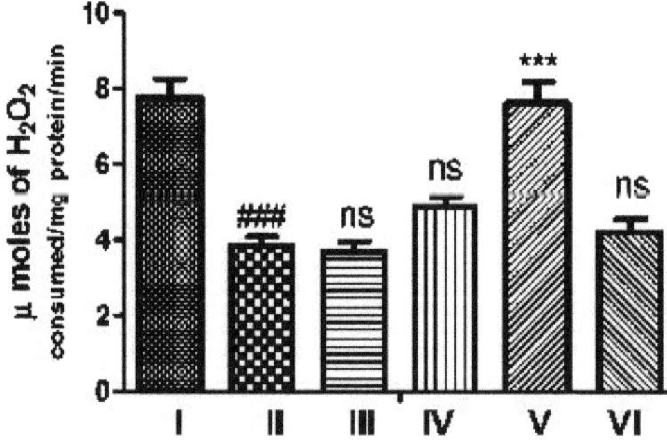

Grupos

Fig. 7.16: Efeito da Fluvastatina e da Dapagliflozina na catalase em ratos com síndrome metabólica induzida por frutose.

Grupo I: Veículo (água destilada 5 ml/kg, p.o.); *Grupo II*: Diabético (Frutose 66 %w/v ,10 ml/kg, p.o.) ; *Grupo III*: Fluvastatina (4 mg/kg,p.o.); *Grupo IV*: Dapagliflozina (2 mg/kg,p.o.); *Grupo V*: Fluvastatina (4mg/kg,p.o.) + Dapagliflozina (2mg.kg,p.o.); *Grupo VI*: Atorvastatina (8mg/kg,p.o.) Os valores são expressos como média ± S.E.M. (N=5) #Grupo II comparado com o Grupo I. (Teste t não pareado). *Grupos III, IV, V e VI comparados com o Grupo II. (One-way ANOVA seguido do teste de Dunnett). ns - Não significativo, *,# p < 0,05, **,## p < 0,01 e ***,### p < 0,001.

7.4.2.3. Medição do nível de peroxidação lipídica (LPO) na aorta do rato

O Grupo I apresentou um nível normal de LPO. O Grupo II apresentou um aumento significativo (p<0,001) do nível de LPO em comparação com o Grupo I. O Grupo III apresentou uma diminuição menor, mas não significativa, do nível de LPO. Os grupos IV, V e VI apresentaram uma diminuição significativa (p<0,001) do nível de LPO em comparação com o grupo II após 6 semanas de tratamento.

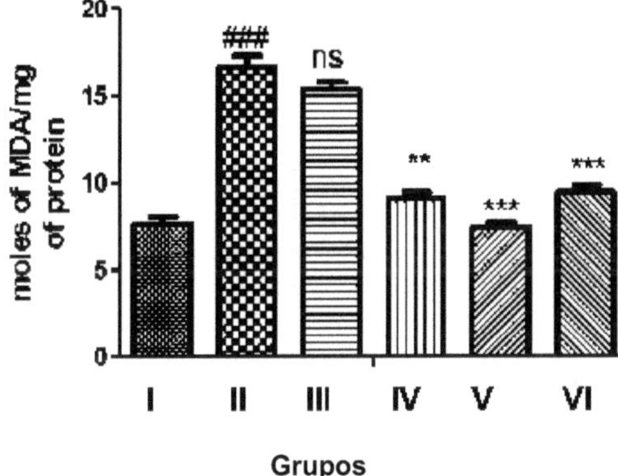

Grupos

Fig. 7.17: Efeito da Fluvastatina e da Dapagliflozina na peroxidação lipídica em ratos com síndrome metabólica induzida por frutose.

Grupo I: Veículo (água destilada 5 ml/kg, p.o.); *Grupo II*: Diabético (Frutose 66 %w/v ,10 ml/kg, p.o.) ; *Grupo III*: Fluvastatina (4 mg/kg,p.o.); *Grupo IV*: Dapagliflozina (2 mg/kg,p.o.); *Grupo V*: Fluvastatina (4mg/kg,p.o.) + Dapagliflozina (2mg.kg,p.o.); *Grupo VI*: Atorvastatina (8mg/kg,p.o.) Os valores são expressos como média ± S.E.M. (N=5) #Grupo II comparado com o Grupo I. (Teste t não pareado). *Grupos III, IV, V e VI comparados com o Grupo II. (One-way ANOVA seguido do teste de Dunnett). ns - Não significativo, *,# p < 0,05, **,## p < 0,01 e ***,### p < 0,001.

7.4.2.4. Medição do nível de óxido nítrico (NO) na aorta do rato

O Grupo I apresentou um nível normal de NO. O Grupo II apresentou uma diminuição significativa (p<0,001) do NO em comparação com o Grupo I. Os Grupos III, IV, V e VI apresentaram um aumento significativo (p<0,001) do NO em comparação com o Grupo II após 6 semanas de tratamento.

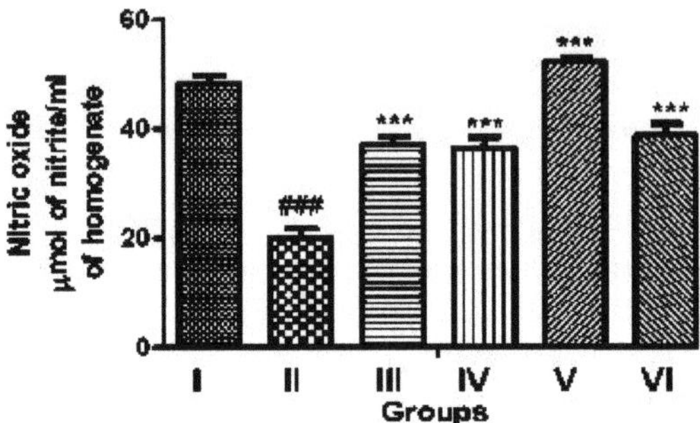

Fig. 7.18: Efeito da Fluvastatina e da Dapagliflozina no óxido nítrico em ratos com síndrome metabólica induzida por frutose.

***Grupo I*: Veículo (água destilada 5 ml/kg, p.o.); *Grupo II*: Diabético (Frutose 66 %w/v ,10 ml/kg, p.o.) ; *Grupo III*: Fluvastatina (4 mg/kg,p.o.); *Grupo IV*: Dapagliflozina (2 mg/kg,p.o.); *Grupo V*: Fluvastatina (4mg/kg,p.o.) + Dapagliflozina (2mg.kg,p.o.); *Grupo VI*: Atorvastatina (8mg/kg,p.o.) Os valores são expressos como média ± S.E.M. (N=5) #Grupo II comparado com o Grupo I. (Teste t não pareado). *Grupos III, IV, V e VI comparados com o Grupo II. (One-way ANOVA seguido do teste de Dunnett). ns - Não significativo, *,# p < 0,05, **,## p < 0,01 e ***,### p < 0,001.**

7.4.3 Exame histopatológico (10X) do coração de rato na Síndrome Metabólica Induzida por Frutose.

Secção do coração (coloração com Hematoxilina e Eosina, sob 10X) .

Grupo I com arquitetura normal. A secção do coração do grupo II revela mionecrose focal e infiltração linfocítica (miocardite). Secção dos corações dos grupos III,

IV, V e VI apresentaram uma melhor arquitetura em comparação com o grupo II.

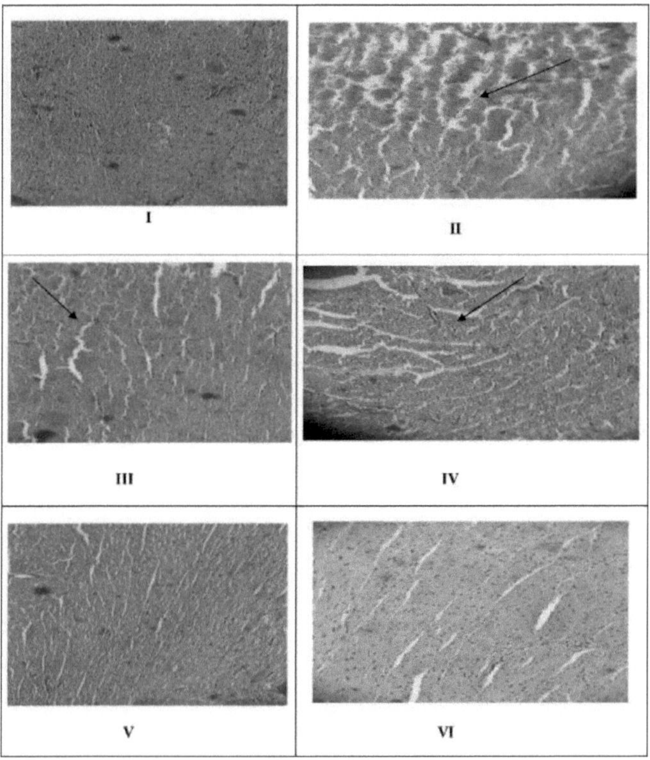

Fig. 7.19 Efeito da Fluvastatina e da Dapagliflozina na histopatologia de corações de ratos com síndrome metabólica induzida por frutose.

7.2. Efeitos da Fluvastatina e da Dapagliflozina na Síndrome Metabólica induzida por Estreptozotocina

7.2.1. Parâmetros gerais

7.2.1.1. Efeito no peso corporal

O Grupo II apresentou uma diminuição significativa ($p<0,001$) do peso corporal em comparação com o Grupo I. Os Grupos III apresentaram um aumento significativo ($p<0,05$) do peso corporal, os Grupos IV e V apresentaram um aumento significativo ($p<0,001$) do peso corporal e o Grupo VI apresentou um aumento significativo ($p<0,001$) do peso corporal em comparação com o Grupo II após 6 semanas de tratamento com o medicamento.

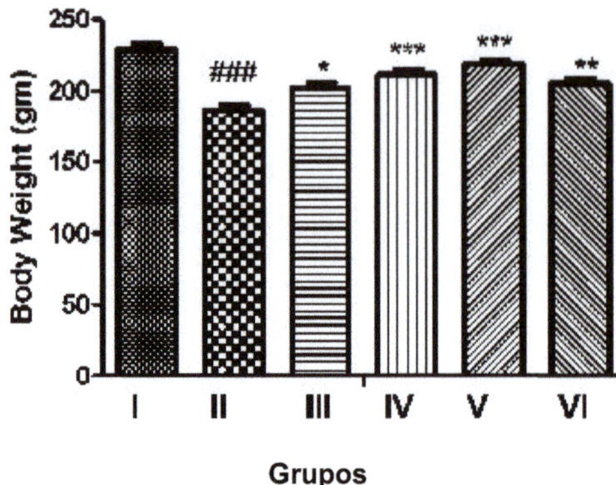

Fig. 7.20 Efeito da Fluvastatina e da Dapagliflozina no peso corporal em ratos com síndrome metabólica induzida por estreptozotocina.

***Grupo I*: Veículo (água destilada 5 ml/kg, p.o.); *Grupo II*: Diabético (Estreptozotocina 60 mg/kg, i.p.); *Grupo III*: Fluvastatina (4 mg/kg,p.o.); *Grupo IV*: Dapagliflozina (2 mg/kg,p.o.); *Grupo V*: Fluvastatina (4mg/kg,p.o.) + Dapagliflozina (2mg.kg,p.o.); *Grupo VI*: Atorvastatina (8mg/kg,p.o.) Os valores são expressos como média ± S.E.M.(N=5) #Grupo II comparado com o Grupo I. (Teste t não pareado). *Grupos III, IV, V e VI comparados com o Grupo II. (One-way ANOVA seguido do teste de Dunnett). ns - Não significativo, *,# p < 0,05, **,## p < 0,01 e ***,### p < 0,001.**

7.2.1.2. Efeito no consumo de alimentos

O Grupo II apresentou uma redução significativa (p<0,001) no consumo de alimentos em comparação com o Grupo I. Os Grupos III e VI apresentaram uma redução ligeiramente inferior, mas não significativa, no consumo de alimentos em comparação com o Grupo II. O Grupo IV apresentou uma redução significativa (p<0,05). O Grupo V apresentou uma redução significativa (p<0,001) após 6 semanas de tratamento com o medicamento.

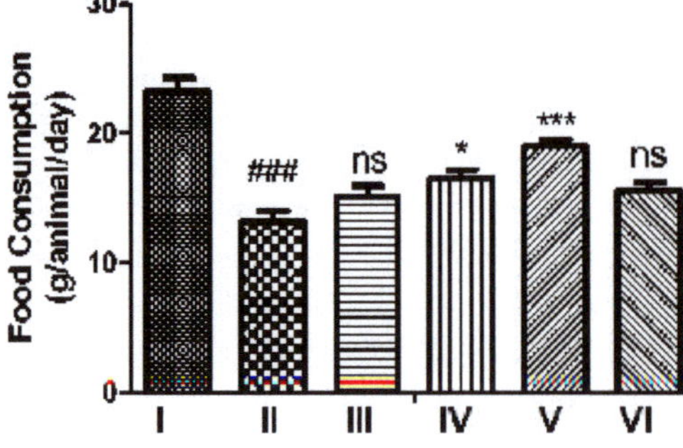

Grupos

Fig. 7.21 Efeito da Fluvastatina e da Dapagliflozina no consumo de alimentos em ratos com síndrome metabólica induzida por estreptozotocina.

***Grupo I*: Veículo (água destilada 5 ml/kg, p.o.); *Grupo II*: Diabético (Estreptozotocina 60 mg/kg, i.p.); *Grupo III*: Fluvastatina (4 mg/kg,p.o.); *Grupo IV*: Dapagliflozina (2 mg/kg,p.o.); *Grupo V*: Fluvastatina (4mg/kg,p.o.) + Dapagliflozina (2mg.kg,p.o.); *Grupo VI*: Atorvastatina (8mg/kg,p.o.) Os valores são expressos como média ± S.E.M. (N=5) #Grupo II comparado com o Grupo I. (Teste t não pareado). *Grupos III, IV, V e VI comparados com o Grupo II. (One-way ANOVA seguido do teste de Dunnett). ns - Não significativo, *,# p < 0,05, **,## p < 0,01 e ***,### p < 0,001.**

7.2.1.3. Efeito na ingestão de fluidos

O Grupo II registou um aumento significativo (p<0,001) da ingestão de líquidos em comparação com o Grupo I. O Grupo III registou uma alteração ligeiramente inferior, mas não significativa, da ingestão de líquidos em comparação com o Grupo II. Os Grupos IV, V e VI registaram uma diminuição significativa (p<0,001) da ingestão de líquidos em comparação com o Grupo II após 6 semanas de tratamento com o medicamento.

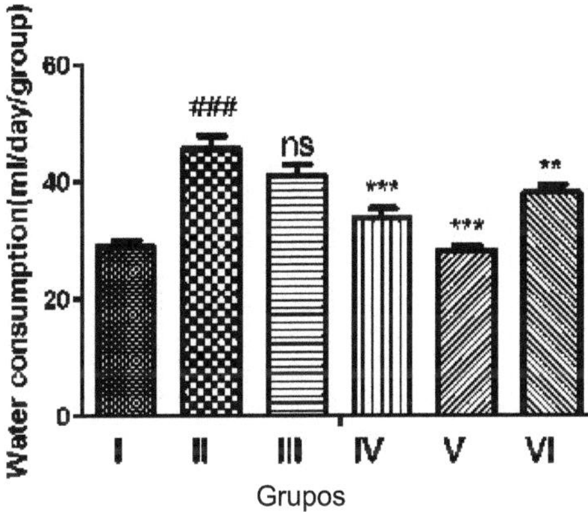

Fig. 7.22 Efeito da Fluvastatina e da Dapagliflozina na ingestão de líquidos em ratos com síndrome metabólica induzida por estreptozotocina.
***Grupo I*: Veículo (água destilada 5 ml/kg, p.o.); *Grupo II*: Diabético (Estreptozotocina 60 mg/kg, i.p.); *Grupo III*: Fluvastatina (4 mg/kg,p.o.); *Grupo IV*: Dapagliflozina (2 mg/kg,p.o.); *Grupo V*: Fluvastatina (4mg/kg,p.o.) + Dapagliflozina (2mg.kg,p.o.); *Grupo VI*: Atorvastatina (8mg/kg,p.o.) Os valores são expressos como média ± S.E.M. (N=5) #Grupo II comparado com o Grupo I. (Teste t não pareado). *Grupos III, IV, V e VI comparados com o Grupo II. (One-way ANOVA seguido do teste de Dunnett). ns - Não significativo, *,# p < 0,05, **,## p < 0,01 e ***,### p < 0,001.**

7.2.2. Estudos bioquímicos

7.2.2.1. Medição da glicose sérica

O Grupo I apresentou um nível normal de glucose sérica. O Grupo II apresentou um aumento significativo (p<0,001) da glucose sérica em comparação com o Grupo I. Os Grupos III e VI apresentaram uma alteração ligeiramente inferior, mas não significativa, da glucose sérica em comparação com o Grupo II. Os Grupos IV e V apresentaram uma diminuição significativa (p<0,001) da glucose sérica em comparação com o Grupo II após 6 semanas de tratamento com o medicamento.

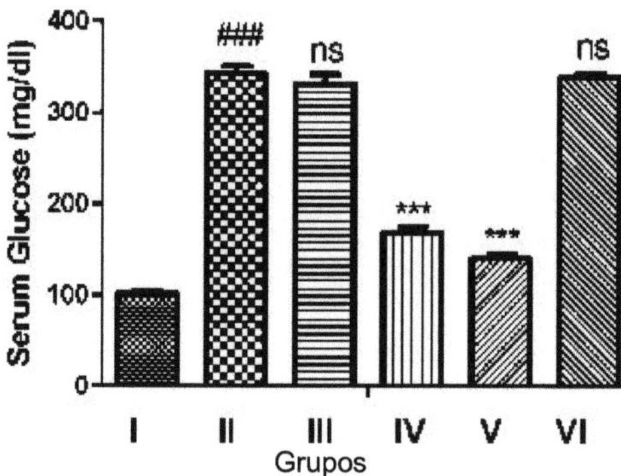

Fig. 7.23 Efeito da Fluvastatina e da Dapagliflozina na glucose sérica em ratos com síndrome metabólica induzida por estreptozotocina.
***Grupo I*: Veículo (água destilada 5 ml/kg, p.o.); *Grupo II*: Diabético (Estreptozotocina 60 mg/kg, i.p.); *Grupo III*: Fluvastatina (4 mg/kg,p.o.); *Grupo IV*: Dapagliflozina (2 mg/kg,p.o.); *Grupo V*: Fluvastatina (4mg/kg,p.o.) + Dapagliflozina (2mg.kg,p.o.); *Grupo VI*: Atorvastatina (8mg/kg,p.o.) Os valores são expressos como média ± S.E.M. (N=5) #Grupo II comparado com o Grupo I. (Teste t não pareado). *Grupos III, IV, V e VI comparados com o Grupo II. (One-way ANOVA seguido do teste de Dunnett). ns - Não significativo, *,# p < 0,05, **,## p < 0,01 e ***,### p < 0,001.**

7.2.2.2. Medição dos triglicéridos séricos

O grupo I apresentou um nível normal de triglicéridos no soro. O Grupo II apresentou um aumento significativo (p<0,001) dos triglicéridos séricos em comparação com o Grupo I. Os

Grupos III, IV, V e VI apresentaram uma diminuição significativa (p<0,001) do nível de triglicéridos séricos em comparação com o Grupo II. Após 6 semanas de tratamento com o medicamento.

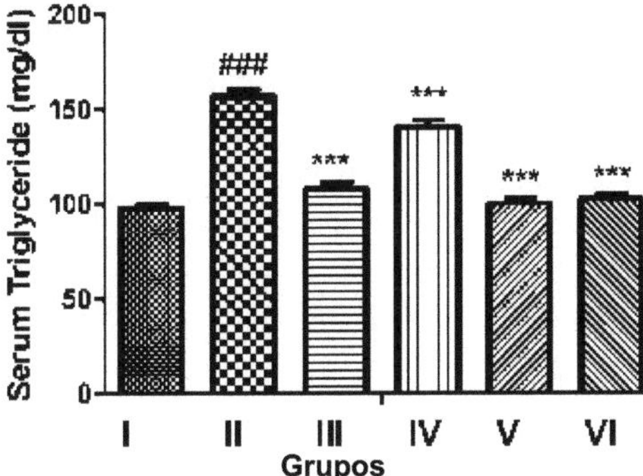

Fig. 7.24 Efeito da Fluvastatina e da Dapagliflozina nos triglicéridos séricos em ratos com síndrome metabólica induzida por estreptozotocina.

***Grupo I*: Veículo (água destilada 5 ml/kg, p.o.); *Grupo II*: Diabético (Estreptozotocina 60 mg/kg, i.p.); *Grupo III*: Fluvastatina (4 mg/kg,p.o.); *Grupo IV*: Dapagliflozina (2 mg/kg,p.o.); *Grupo V*: Fluvastatina (4mg/kg,p.o.) + Dapagliflozina (2mg.kg,p.o.); *Grupo VI*: Atorvastatina (8mg/kg,p.o.) Os valores são expressos como média ± S.E.M. (N=5) #Grupo II comparado com o Grupo I. (Teste t não pareado). *Grupos III, IV, V e VI comparados com o Grupo II. (One-way ANOVA seguido do teste de Dunnett). ns - Não significativo, *,# p < 0,05, **,## p < 0,01 e ***,### p < 0,001.**

7.2.2.3. Medição do colesterol sérico

O Grupo I apresentou um nível normal de colesterol sérico. O Grupo II apresentou um aumento significativo (p<0,001) do colesterol sérico em comparação com o Grupo I. Os Grupos III, V e VI apresentaram uma diminuição significativa (p<0,001) do nível de colesterol sérico em comparação com o Grupo II. O Grupo IV apresentou uma diminuição ligeiramente menor, mas não significativa, do colesterol sérico em comparação com o Grupo II.

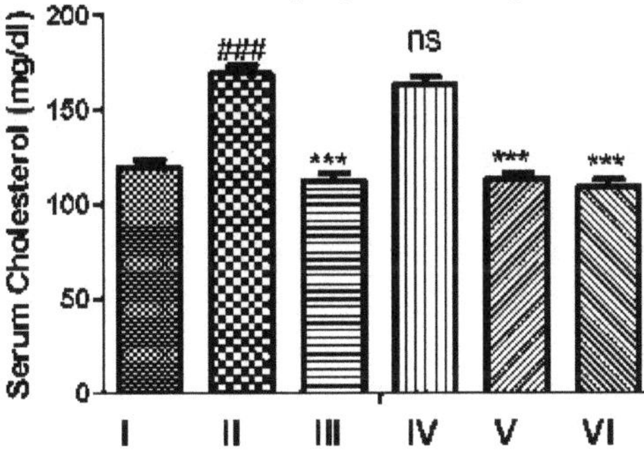

Grupos

Fig. 7.25 Efeito da Fluvastatina e da Dapagliflozina no colesterol sérico em ratos com síndrome metabólica induzida por estreptozotocina.

Grupo I: Veículo (água destilada 5 ml/kg, p.o.); *Grupo II*: Diabético (Estreptozotocina 60 mg/kg, i.p.); *Grupo III*: Fluvastatina (4 mg/kg,p.o.); *Grupo IV*: Dapagliflozina (2 mg/kg,p.o.); *Grupo V*: Fluvastatina (4mg/kg,p.o.) + Dapagliflozina (2mg.kg,p.o.); *Grupo VI*: Atorvastatina (8mg/kg,p.o.) Os valores são expressos como média ± S.E.M. (N=5) #Grupo II comparado com o Grupo I. (Teste t não pareado). *Grupos III, IV, V e VI comparados com o Grupo II. (One-way ANOVA seguido do teste de Dunnett). ns - Não significativo, *,# p < 0,05, **,## p < 0,01 e ***,### p < 0,001.

7.2.3. Parâmetros cardiovasculares

7.2.3.1 Efeito na tensão arterial por método não invasivo (tail-cuff)

O Grupo I apresentou pressão arterial normal. O Grupo II registou um aumento significativo (p<0,001) da tensão arterial em comparação com o Grupo I. O Grupo IV registou uma diminuição significativa (p<0,05) da tensão arterial em comparação com o Grupo II. Os grupos V e VI apresentaram uma diminuição significativa (p<0,05) da tensão arterial em comparação com o grupo II após 6 semanas de tratamento com o medicamento.

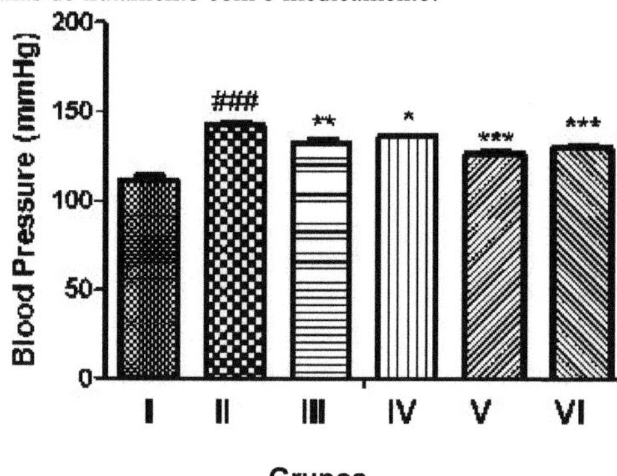

Grupos

Fig. 7.26 Efeito da Fluvastatina e da Dapagliflozina na pressão arterial (método indireto) em ratos com síndrome metabólica induzida por estreptozotocina.

Grupo I: Veículo (água destilada 5 ml/kg, p.o.); *Grupo II*: Diabético (Estreptozotocina 60 mg/kg, i.p.); *Grupo III*: Fluvastatina (4 mg/kg,p.o.); *Grupo IV*: Dapagliflozina (2 mg/kg,p.o.); *Grupo V*: Fluvastatina (4mg/kg,p.o.) + Dapagliflozina (2mg.kg,p.o.); *Grupo VI*: Atorvastatina (8mg/kg,p.o.) Os valores são expressos como média ± S.E.M. (N=5) #Grupo II comparado com o Grupo I. (Teste t não pareado). *Grupos III, IV, V e VI comparados com o Grupo II. (One-way ANOVA seguido do teste de Dunnett). ns - Não significativo, *,# p < 0,05, **,## p < 0,01 e ***,### p < 0,001.

7.2.3.2 Efeito na pressão arterial por método invasivo (direto)

O grupo II registou um aumento significativo (p<0,001) da pressão arterial em comparação com o grupo I. O grupo III registou uma diminuição menos significativa (p<0,05), mas não significativa, da pressão arterial em comparação com o grupo II. Os grupos V e VI registaram uma redução significativa (p<0,001) da pressão arterial em comparação com o grupo II após 6 semanas de tratamento.

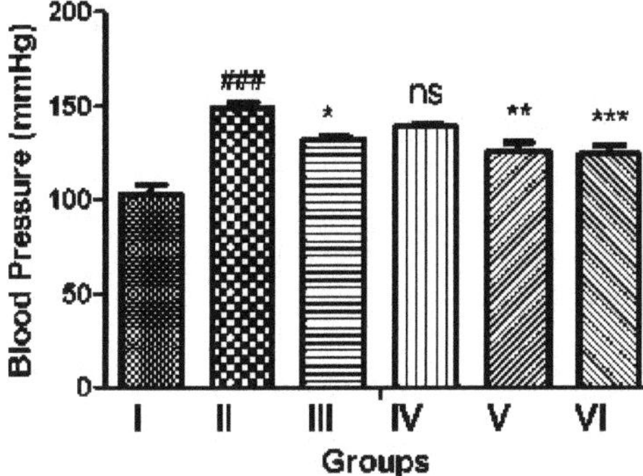

Fig. 7.27 Efeito da Fluvastatina e da Dapagliflozina na pressão arterial (método direto) em ratos com síndrome metabólica induzida por estreptozotocina.
***Grupo I*: Veículo (água destilada 5 ml/kg, p.o.); *Grupo II*: Diabético (Estreptozotocina 60 mg/kg, i.p.); *Grupo III*: Fluvastatina (4 mg/kg,p.o.); *Grupo IV*: Dapagliflozina (2 mg/kg,p.o.); *Grupo V*: Fluvastatina (4mg/kg,p.o.) + Dapagliflozina (2mg.kg,p.o.); *Grupo VI*: Atorvastatina (8mg/kg,p.o.) Os valores são expressos como média ± S.E.M. (N=5) #Grupo II comparado com o Grupo I. (Teste t não pareado). *Grupos III, IV, V e VI comparados com o Grupo II. (One-way ANOVA seguido do teste de Dunnett). ns - Não significativo, *,# p < 0,05, **,## p < 0,01 e ***,### p < 0,001.**

7.2.3.3. Efeito na frequência cardíaca

O Grupo I apresentou frequência cardíaca normal. O Grupo II apresentou uma diminuição significativa (p<0,001) da frequência cardíaca em comparação com o Grupo I. Os Grupos IV e V apresentaram um aumento significativo (p<0,001) da frequência cardíaca em comparação com o Grupo II. O Grupo III apresentou um aumento significativo (p<0,05) e o Grupo VI apresentou um aumento significativo (p<0,01) da frequência cardíaca em comparação com o Grupo II após 6 semanas de tratamento com o medicamento.

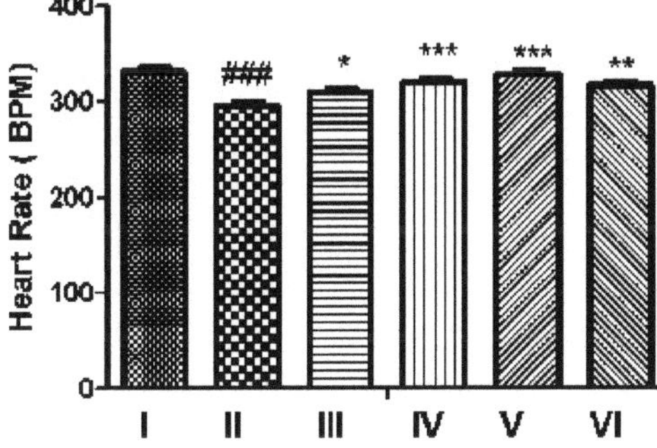

Grupos

Fig. 7.28 Efeito da Fluvastatina e da Dapagliflozina na frequência cardíaca em ratos com síndrome metabólica induzida por estreptozotocina.

Grupo I: Veículo (água destilada 5 ml/kg, p.o.); *Grupo II*: Diabético (Estreptozotocina 60 mg/kg, i.p.); *Grupo III*: Fluvastatina (4 mg/kg,p.o.); *Grupo IV*: Dapagliflozina (2 mg/kg,p.o.); *Grupo V*: Fluvastatina (4mg/kg,p.o.) + Dapagliflozina (2mg.kg,p.o.); *Grupo VI*: Atorvastatina (8mg/kg,p.o.) Os valores são expressos como média ± S.E.M. (N=5) #Grupo II comparado com o Grupo I. (Teste t não pareado). *Grupos III, IV, V e VI comparados com o Grupo II. (One-way ANOVA seguido do teste de Dunnett). ns - Não significativo, *,# p < 0,05, **,## p < 0,01 e ***,### p < 0,001.

7.2.3.4 Reatividade vascular a várias catecolaminas:

Efeito dos fármacos anti-hipertensivos e antidiabéticos na reatividade vascular à adrenalina (1^g/kg), noradrenalina (1^g/kg) e fenilefrina (1^g/kg) em ratos com síndrome metabólica induzida por estreptozotocina.

O Grupo I apresentou respostas normais às várias catecolaminas, como Adr (1p.g/kg), NA (1p.g/kg) e PE (1p.g/kg) na reatividade vascular, enquanto o Grupo II apresentou uma elevação significativa (p < 0,001) na alteração média da pressão sanguínea para Adr (1p.g/kg), NA (1pg/kg) e PE (1p.g/kg) em comparação com os ratos de controlo. Os Grupos III, IV, V, VI, VII e VIII apresentaram uma queda significativa (p<0,001) na variação média da PA para Adr (1p.g/kg), NA (1p.g/kg) e PE (1p.g/kg) em comparação com o Grupo II.

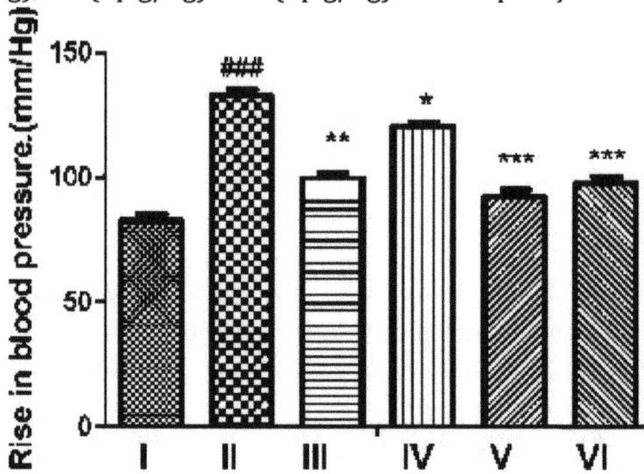

Grupos

Fig. 299 : Efeito dos medicamentos anti-hipertensivos e antidiabéticos na reatividade vascular à adrenalina (1^g/kg) em ratos com síndrome metabólica induzida por STZ.

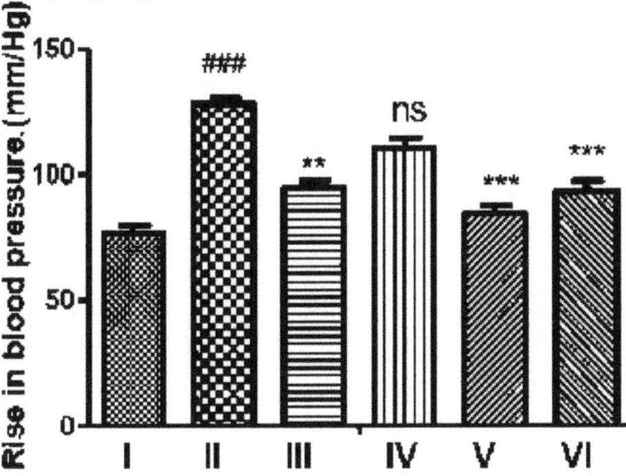

Grupos

Fig. 30. Efeito dos fármacos anti-hipertensivos e antidiabéticos na reatividade vascular

à noradrenalina (1^g/kg) em ratos com síndrome metabólica induzida por STZ.

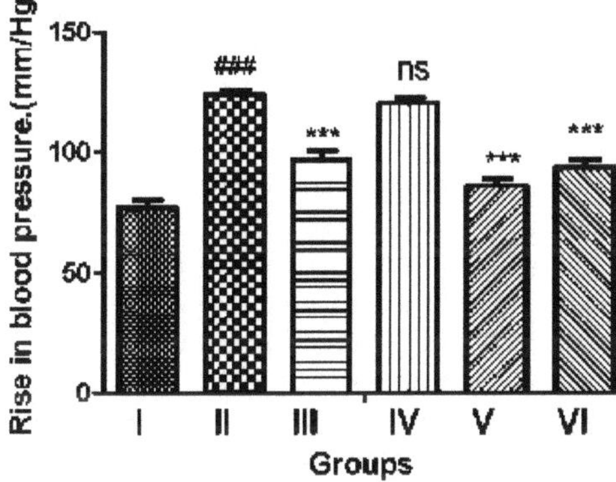

Fig. 311: Efeito dos medicamentos anti-hipertensivos e antidiabéticos na reatividade vascular

à fenilefrina (1^g/kg) em ratos com síndroma metabólico induzido por STZ.

7.2.4. Estudos In-Vitro

Efeito na função endotelial vascular

7.2.4.1. Efeito dos medicamentos antidiabéticos e anti-hipertensivos no relaxamento induzido pela acetilcolina (Ach) da aorta de rato pré-contraída com fenilefrina (1 x 10-6M) em ratos com síndrome metabólica induzida por estreptozotocina.

As aortas de animais com tratamento normal tiveram uma resposta relaxante normal a doses cumulativas de Ach (10^{-9} M a 10^{-4} M). Houve uma diminuição significativa ($p<0,001$) das respostas relaxantes à Ach nas aortas de animais diabéticos, indicando disfunção endotelial. O tratamento com Fluvastatina e a combinação Fluvastatina-Dapagliflozina reduziu significativamente ($p<0,01$) o dano endotelial em animais diabéticos tratados com STZ.

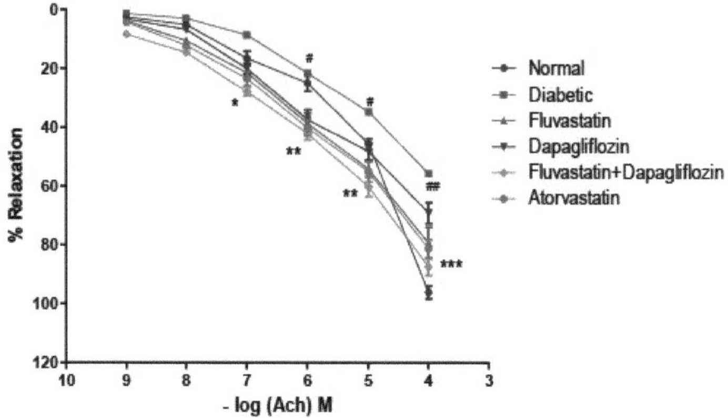

Fig. 7.32 Efeito dos medicamentos anti-hipertensivos e antidiabéticos no relaxamento endotelial vascular com Ach em ratos com síndrome metabólica induzida por STZ.

Grupo I: Veículo (água destilada 5 ml/kg, p.o.); *Grupo II*: Diabético (Estreptozotocina 60 mg/kg, i.p.); *Grupo III*: Fluvastatina (4 mg/kg,p.o.); *Grupo IV*: Dapagliflozina (2 mg/kg, p.o.); *Grupo V*: Fluvastatina (4mg/kg, p.o.) + Dapagliflozina (2mg.kg, p.o.); *Grupo VI*: Atorvastatina (8mg/kg, p.o.)

Os valores são expressos como média ± S.E.M. (N=5)

#Grupo II em comparação com o Grupo I. (Teste t não emparelhado).

*Grupos III, IV, V e VI em comparação com o Grupo II.

(ANOVA de uma via seguida do teste de Dunnett).

ns - Não significativo, *,# p < 0,05, **,## p < 0,01 e ***,### p < 0,001.

7.2.4..2. Efeito dos fármacos antidiabéticos e anti-hipertensivos no relaxamento induzido pelo nitroprussiato de sódio (SNP) na aorta de rato pré-contraída com fenilefrina (1 x 10^{6} M) em ratos com síndrome metabólica induzida por STZ.

As aortas de animais com tratamento normal tiveram uma resposta relaxante normal a doses cumulativas de SNP (10^{-9} M a 10^{-4} M). Houve uma diminuição significativa (p<0,001) das respostas relaxantes à SNP nas aortas de animais diabéticos, indicando disfunção endotelial. Registou-se uma melhoria significativa (p<0,01) da função endotelial com Fluvastatina e Dapagliflozina em animais induzidos por STZ.

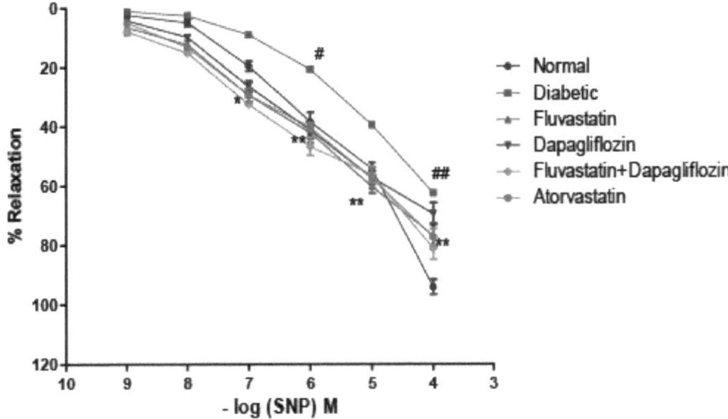

Fig. 7.33 Efeito dos medicamentos anti-hipertensivos e antidiabéticos no relaxamento endotelial vascular

com nitroprussiato de sódio em ratos com síndrome metabólica induzida por STZ.

Grupo I: Veículo (água destilada 5 ml/kg, p.o.); *Grupo II*: Diabético (Estreptozotocina 60 mg/kg, i.p.); *Grupo III*: Fluvastatina (4 mg/kg,p.o.); *Grupo IV*: Dapagliflozina (2 mg/kg, p.o.); *Grupo V*: Fluvastatina (4mg/kg, p.o.) + Dapagliflozina (2mg.kg, p.o.); *Grupo VI*: Atorvastatina (8mg/kg, p.o.)

Os valores são expressos como média ± S.E.M. (N=5)

#Grupo II em comparação com o Grupo I. (Teste t não emparelhado).

*Grupos III, IV, V e VI em comparação com o Grupo II.

(ANOVA de uma via seguida do teste de Dunnett).

ns - Não significativo, *,# p < 0,05, **' ##p < 0,01 e ***,### p < 0,001.

7.2.5 Medição da atividade antioxidante

7.2.5.1. Medição do nível de Superóxido Dismutase (SOD) na aorta do rato

O Grupo I apresentou um nível normal de SOD. O Grupo II apresentou uma diminuição significativa (p<0,001) da SOD em comparação com o Grupo I. O Grupo III apresentou um aumento significativo (p<0,01) do nível de SOD. Os grupos IV, V e VI apresentaram um aumento significativo (p<0,001) da SOD em comparação com o grupo II após 6 semanas de tratamento.

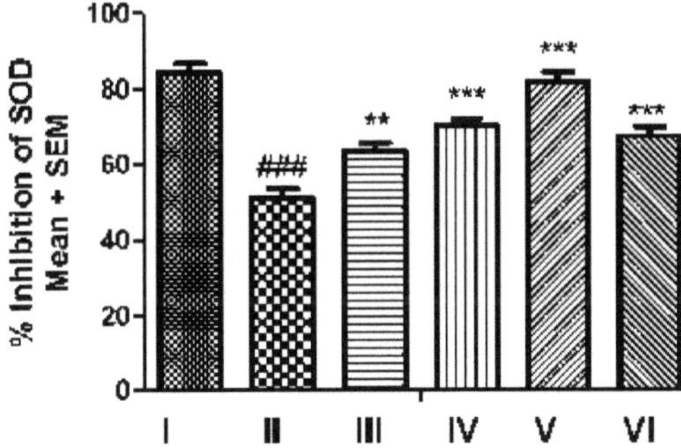

Grupos

Fig. 7.34: Efeito da Fluvastatina e da Dapagliflozina na superóxido dismutase em ratos com síndrome metabólica induzida por estreptozotocina.

Grupo I: Veículo (água destilada 5 ml/kg, p.o.); *Grupo II*: Diabético (Estreptozotocina 60 mg/kg, i.p.); *Grupo III*: Fluvastatina (4 mg/kg,p.o.); *Grupo IV*: Dapagliflozina (2 mg/kg,p.o.); *Grupo V*: Fluvastatina (4mg/kg,p.o.) + Dapagliflozina (2mg.kg,p.o.); *Grupo VI*: Atorvastatina (8mg/kg,p.o.) Os valores são expressos como média ± S.E.M.(N=5) #Grupo II comparado com o Grupo I. (Teste t não pareado). *Grupos III, IV, V e VI comparados com o Grupo II. (One-way ANOVA seguido do teste de Dunnett). ns - Não significativo, *,# p < 0,05, **,## p < 0,01 e ***,### p < 0,001.

7.2.5.2. Medição do nível de catalase (CAT) na aorta do rato

O Grupo I apresentou um nível normal de CAT. O Grupo II registou uma diminuição significativa (p<0,001) da CAT em comparação com o Grupo I. O Grupo V registou um aumento significativo (p<0,001) da CAT em comparação com o Grupo II. Os grupos III, IV e VI registaram um aumento ligeiramente inferior, mas não significativo, da CAT em comparação com o grupo II, após 6 semanas de tratamento.

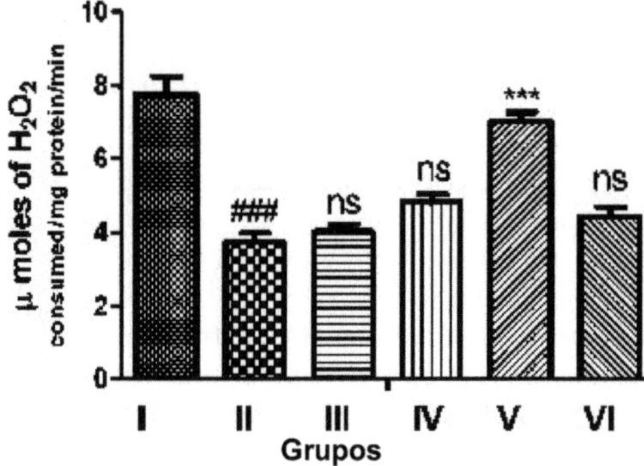

Fig. 7.35 : Efeito da Fluvastatina e da Dapagliflozina na catalase em ratos com síndrome metabólica induzida por estreptozotocina.

Grupo I: Veículo (água destilada 5 ml/kg, p.o.); *Grupo II*: Diabético (Estreptozotocina 60 mg/kg, i.p.); *Grupo III*: Fluvastatina (4 mg/kg,p.o.); *Grupo IV*: Dapagliflozina (2 mg/kg,p.o.); *Grupo V*: Fluvastatina (4mg/kg,p.o.) + Dapagliflozina (2mg.kg,p.o.); *Grupo VI*: Atorvastatina (8mg/kg,p.o.) Os valores são expressos como média ± S.E.M. (N=5) #Grupo II comparado com o Grupo I. (Teste t não pareado). *Grupos III, IV, V e VI comparados com o Grupo II. (One-way ANOVA seguido do teste de Dunnett). ns - Não significativo, *,# p < 0,05, **,## p < 0,01 e ***,### p < 0,001

7.2.5.3. Medição do nível de peroxidação lipídica (LPO) na aorta do rato

O Grupo I apresentou um nível normal de LPO. O Grupo II apresentou um aumento significativo (p<0,001) do nível de LPO em comparação com o Grupo I. Os Grupos III, IV, V e VI apresentaram uma diminuição significativa (p<0,001) do nível de LPO em comparação com o Grupo II.

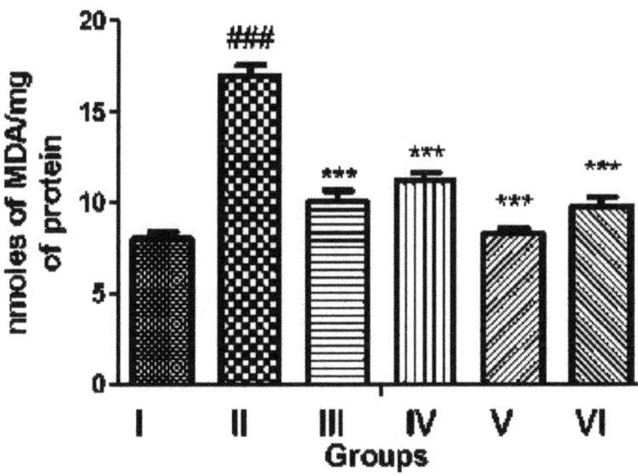

Fig. 7.36: Efeito da Fluvastatina e da Dapagliflozina na peroxidação lipídica em ratos com síndrome metabólica induzida por estreptozotocina.

***Grupo I*: Veículo (água destilada 5 ml/kg, p.o.); *Grupo II*: Diabético (Estreptozotocina 60 mg/kg, i.p.); *Grupo III*: Fluvastatina (4 mg/kg,p.o.); *Grupo IV*: Dapagliflozina (2 mg/kg,p.o.); *Grupo V*: Fluvastatina (4mg/kg,p.o.) + Dapagliflozina (2mg.kg,p.o.); *Grupo VI*: Atorvastatina (8mg/kg,p.o.) Os valores são expressos como média ± S.E.M. (N=5) #Grupo II comparado com o Grupo I. (Teste t não pareado). *Grupos III, IV, V e VI comparados com o Grupo II. (One-way ANOVA seguido do teste de Dunnett). ns - Não significativo, *,# p < 0,05, **,## p < 0,01 e ***,### p < 0,001.**

7.2.5.4. Medição do nível de óxido nítrico (NO) na aorta do rato

O Grupo I apresentou um nível normal de NO. O Grupo II apresentou uma diminuição significativa (p<0,001) do NO em comparação com o Grupo I. Os Grupos III, IV, V e VI apresentaram um aumento significativo (p<0,001) do NO em comparação com o Grupo II após 6 semanas de tratamento.

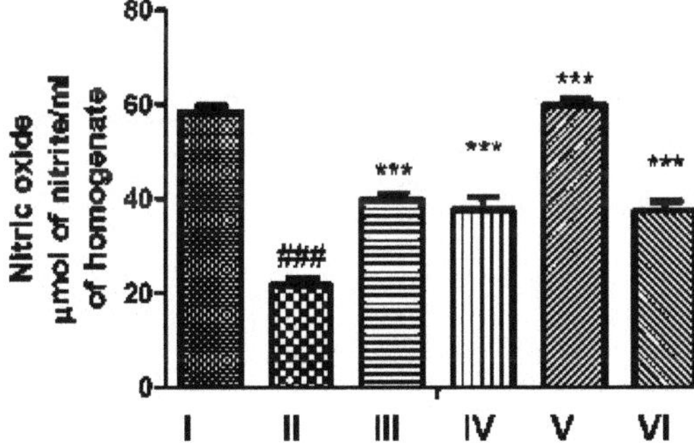

Grupos

Fig. 7.37 : Efeito da Fluvastatina e da Dapagliflozina no óxido nítrico em ratos com síndrome metabólica induzida por estreptozotocina.

Grupo I: Veículo (água destilada 5 ml/kg, p.o.); *Grupo II*: Diabético (Estreptozotocina 60 mg/kg, i.p.); *Grupo III*: Fluvastatina (4 mg/kg,p.o.); *Grupo IV*: Dapagliflozina (2 mg/kg,p.o.); *Grupo V*: Fluvastatina (4mg/kg,p.o.) + Dapagliflozina (2mg.kg,p.o.); *Grupo VI*: Atorvastatina (8mg/kg,p.o.) Os valores são expressos como média ± S.E.M.(N=5) #Grupo II comparado com o Grupo I. (Teste t não pareado). *Grupos III, IV, V e VI comparados com o Grupo II. (One-way ANOVA seguido do teste de Dunnett). ns - Não significativo, *,# p < 0,05, **,## p < 0,01 e ***,### p < 0,001.

7.2.6 Exame histopatológico (10X) do coração de rato na Síndrome Metabólica Induzida por Estreptozotocina.

Secção do coração (coloração com Hematoxilina e Eosina, sob 10X) .

Grupo I com arquitetura normal. A secção do coração do grupo II revela mionecrose focal e infiltração linfocítica (miocardite). Secção dos corações dos grupos III, IV, V e VI apresentaram uma melhor arquitetura em comparação com o grupo II.

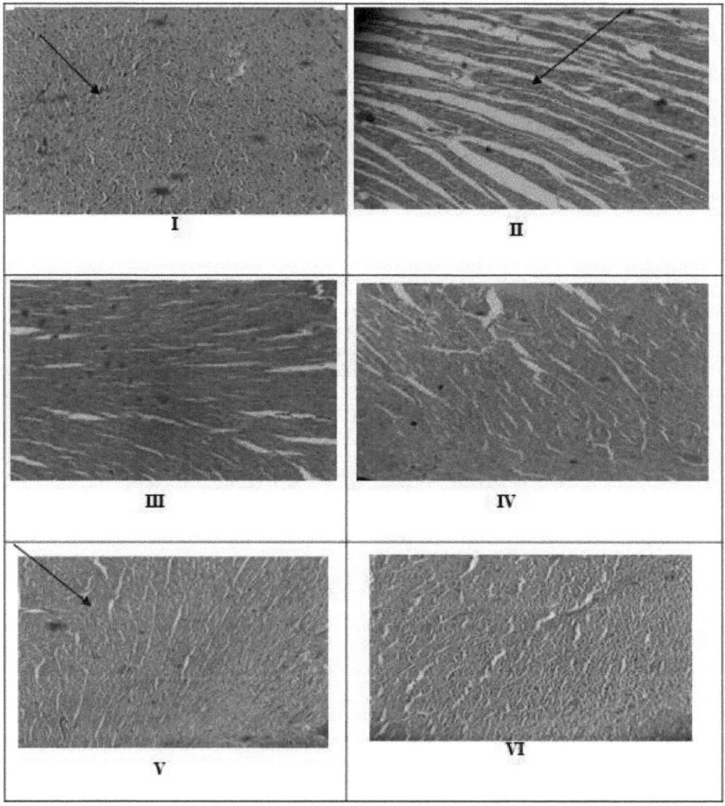

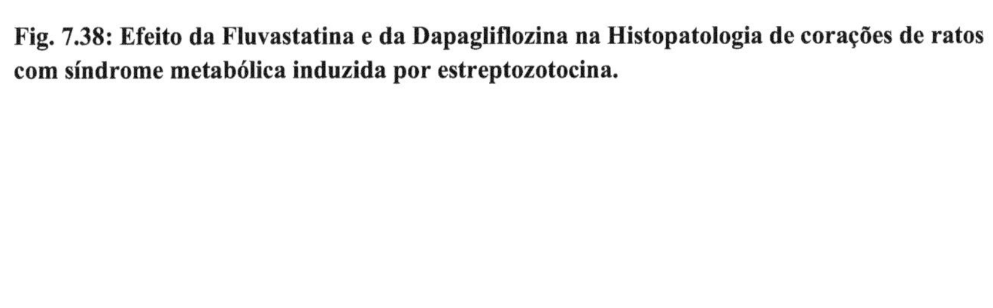

Fig. 7.38: Efeito da Fluvastatina e da Dapagliflozina na Histopatologia de corações de ratos com síndrome metabólica induzida por estreptozotocina.

8 DISCUSSÃO

A incidência mundial da síndrome metabólica está a aumentar devido a alterações adversas na dieta e no estilo de vida.

De acordo com estimativas recentes da OMS, cerca de 171 milhões de pessoas em todo o mundo sofriam de diabetes no ano 2000 e prevê-se que estes sejam 366 milhões em 2030. [3,4] A diabetes é uma doença definida principalmente pelo nível de hiperglicemia que dá origem ao risco de lesões microvasculares (retinopatia, nefropatia e neuropatia). Está associada a uma redução da esperança de vida, a uma morbilidade significativa devido a complicações microvasculares específicas relacionadas com a diabetes, a um aumento do risco de complicações microvasculares (doença cardíaca isquémica, acidente vascular cerebral e doença vascular periférica) e a uma diminuição da qualidade de vida.[4] As caraterísticas desfavoráveis da síndrome metabólica incluem a tríade da dislipidemia (LDL aumentado e TGs aumentados) e a desregulação da homeostase da glucose, que se combinam para danificar a vasculatura através de múltiplos mecanismos, resultando em complicações cardiovasculares.[21,22,23]

Está bem estabelecido que as pessoas com diabetes têm um maior risco de doença cardíaca do que as pessoas sem diabetes. De facto, as complicações microvasculares são responsáveis por mais de 50% das mortes nas pessoas com diabetes. Embora se saiba que tanto os factores metabólicos como hemodinâmicos, como a hiperglicemia, a hiperlipidemia e a desregulação do sistema renina-angiotensina, contribuem para a aterosclerose associada à diabetes [79]

A disfunção endotelial é caracterizada por uma alteração das acções do endotélio no sentido da redução da vasodilatação. Está associada à maioria das formas de doenças cardiovasculares, tais como a hipertensão, a doença arterial coronária, a insuficiência cardíaca crónica, a diabetes e a insuficiência renal crónica. Os mecanismos que participam na redução das respostas vasodilatadoras na disfunção endotelial incluem a redução da produção de óxido nítrico, o stress oxidativo e a redução da produção do fator hiperpolarizante. Foi demonstrado que a gravidade da disfunção endotelial tem valor prognóstico para eventos cardiovasculares. Por conseguinte, a correção da disfunção endotelial pode estar associada a uma redução do risco cardiovascular. [80]

Na diabetes, embora exista um estado hiperglicémico, a insulina para utilizar esta glicose não está disponível, pelo que se verifica um aumento da glicólise no organismo, o que está intimamente relacionado com um aumento da relação NADH/NAD+ devido à oxidação deficiente de NADH em NAD+ durante o estado hiperglicémico. O desequilíbrio na relação NADH/NAD+ provoca a formação de radicais livres. O aumento do fluxo de glicose através da via do sorbitol, que leva à acumulação de sorbitol e frutose, é considerado o principal distúrbio metabólico relacionado com a hiperglicemia diabética. A competição entre a aldose redutase e a glutatião redutase pelo co-fator NADPH reduz o glutatião. A glicose também se autoxidiza num sistema sem células em condições fisiológicas através da formação de tautómeros de enediol que geram intermediários reactivos de peróxido de hidrogénio, tais como radicais hidroxilo e superóxido, e cetoaldeído. Os produtos de glicação avançada são produzidos por auto-oxidação. [32]

A fluvastatina é um agente antilipidémico que inibe competitivamente a hidroximetilglutaril-coenzima A (HMG-CoA) redutase. A HMG-CoA redutase catalisa a conversão da HMG-CoA em ácido mevalónico, o passo limitador da taxa na biossíntese do colesterol. A fluvastatina pertence a uma classe de medicamentos denominados estatinas e é utilizada para reduzir os níveis de colesterol no plasma. Foi também demonstrado que exerce um efeito anti-inflamatório sobre o endotélio microvascular independente devido à sua ação de redução dos lípidos, bem como devido à indução de óxido nítrico na vasculatura. [60]

A dapagliflozina (inibidor da proteína de transporte de sódio e glucose) melhora a hiperglicemia ao inibir a reabsorção renal de glucose através da SGLT2. A SGLT2 é uma proteína de cotransporte de sódio-soluto localizada no túbulo proximal do rim que reabsorve a maior parte da glicose filtrada pelo glomérulo. É razoável colocar a hipótese de que a eficácia da dapagliflozina é independente da perda da função das células B pancreáticas ou do nível de resistência à insulina e melhora a disfunção endotelial. [82]

No presente estudo, verificou-se que os sinais caraterísticos e cardinais produzidos pela administração oral de 66 % de frutose são semelhantes e consistentes com os relatados anteriormente. O rato com frutose apresentou um aumento do ganho de peso final, do consumo de alimentos e do ganho de peso, o que pode dever-se a um aumento da adiposidade do corpo. As combinações de fluvastatina e dapagliflozina reduziram significativamente o aumento de peso induzido pela frutose e a ingestão de alimentos e de líquidos no rato com frutose.

Neste estudo, a glucose sérica dos ratos diabéticos alimentados com frutose aumentou significativamente, indicando a presença de hiperglicemia. A combinação de Fluvastatina e Dapagliflozina foi significativamente capaz de reduzir a hiperglicemia.

Os ratos diabéticos alimentados com frutose elevaram significativamente o nível de triglicéridos no soro. Foi demonstrado que o aumento dos níveis de triglicéridos no sangue reduz o número de receptores de insulina, reduzindo assim a sensibilidade à insulina, o que leva ao desenvolvimento de hiperinsulinemia, que causa ainda mais complicações da síndrome metabólica. [18] Verificou-se que as combinações de Fluvastatina e Dapagliflozina reduziram significativamente a concentração sérica elevada de triglicéridos em animais diabéticos alimentados com frutose e restauraram o nível de triglicéridos ao normal. Considerando que a Dapagliflozina isolada também foi capaz de reduzir o nível de triglicéridos séricos, mas de forma menos significativa do que a combinação de Fluvastatina e Dapagliflozina. Sabe-se que a insulina aumenta a atividade da lipoproteína lipase, uma importante enzima reguladora da absorção de triglicéridos, por este mecanismo a hiperinsulinemia pode ultrapassar parcialmente a diminuição dos triglicéridos.[23] Tal como no presente estudo, a combinação de fluvastatina e dapagliflozina melhorou significativamente a diminuição dos triglicéridos, o que pode dever-se à sua propriedade de aumentar a sensibilidade à insulina, o que, por sua vez, aumenta a atividade da lipoproteína lipase, que regula a absorção de triglicéridos, como referido anteriormente.

Na síndrome metabólica, os adipócitos são resistentes à ação da insulina e a lipólise continua sem controlo. O aumento da libertação de ácidos gordos livres (ou seja, não esterificados) dos adipócitos e a sua entrega ao fígado fornecem substrato adicional para a produção hepática de colesterol, o que contribui para a suscetibilidade à doença aterosclerótica. [24,25] Neste estudo, o nível de colesterol sérico dos ratos diabéticos alimentados com frutose aumentou significativamente, indicando a presença de dislipidemia aterogénica. As combinações de Fluvastatina e Dapagliflozina reduziram o nível de colesterol sérico em ratos diabéticos alimentados com frutose.

Na presente investigação, os ratos diabéticos alimentados com frutose apresentam um aumento significativo da pressão arterial sistólica. As combinações de fluvastatina e dapagliflozina e o tratamento com atorvastatina reduziram significativamente a pressão arterial elevada em ratos hipertensos alimentados com frutose. O tratamento com dapagliflozina não mostrou uma redução da pressão arterial elevada em ratos hipertensos alimentados com frutose.

Verificou-se que a frequência cardíaca era mais baixa nos ratos diabéticos alimentados com frutose, o que sugere uma disfunção autonómica precoce devida à diabetes. [40] O tratamento crónico com a Fluvastatina e combinações de Fluvastatina e Dapagliflozina restaurou a frequência cardíaca ao normal. Isto mostra que a disfunção autonómica foi normalizada pelo tratamento com os medicamentos.

No presente estudo, foi observado o efeito sobre a reatividade vascular à infusão de várias catecolaminas, como a adrenalina, a noradrenalina e a fenilefrina. Registou-se um aumento significativo da resposta pressora à adrenalina, noradrenalina e fenilefrina nos ratos diabéticos alimentados com frutose. Este aumento da resposta pressora pode dever-se à presença de hipertensão nos ratos diabéticos alimentados com frutose. O tratamento com Fluvastatina e combinações de Fluvastatina e Dapagliflozina reduziu significativamente o aumento da resposta pressora à adrenalina, noradrenalina e fenilefrina em ratos alimentados com frutose. A sua capacidade de diminuir a resposta pressora atribui-se à sua capacidade de restaurar a pressão arterial elevada em ratos alimentados com frutose. A dapagliflozina não mostrou uma redução significativa na resposta pressora à adrenalina, noradrenalina e fenilefrina em ratos alimentados com frutose.

Está estabelecido que a ACh induz a libertação de NO derivado do endotélio nos vasos sanguíneos, provocando a dilatação dos vasos. A disfunção endotelial é uma caraterística clínica da síndrome metabólica, pois há uma diminuição da disponibilidade de NO derivado do endotélio para que ocorra uma vasodilatação adequada. [30,32] No presente estudo, verificou-se uma resposta relaxante normal a doses cumulativas de ACh em aortas isoladas de ratos normais. Ao passo que a resposta relaxante a doses cumulativas de ACh foi significativamente reduzida em aortas isoladas de ratos diabéticos alimentados com frutose. Este achado é consistente com os relatados anteriormente e indica a presença de disfunção endotelial. O tratamento com Dapagliflozina, Fluvastatina, combinação de Fluvastatina e Dapagliflozina melhorou significativamente a resposta relaxante à ACh em aortas isoladas de ratos diabéticos alimentados com frutose. Ao passo que se registou um aumento mais significativo da resposta relaxante nas aortas isoladas do tratamento com a combinação de fluvastatina e daapagliflozina.

O SNP (nitroprussiato de sódio) medeia os seus efeitos vasorelaxantes nas células contrácteis *através do* NO libertado nas células lisas vasculares. O SNP induz a produção de NO nas células endoteliais através da ativação da NOS. [58] As respostas de relaxamento da aorta à SNP foram obtidas em anéis aórticos pré-construídos com fenilefrina. Verificou-se que há uma resposta relaxante normal observada a doses cumulativas de SNP de aortas isoladas em ratos normais. Enquanto que a resposta relaxante a doses cumulativas de SNP foi significativamente reduzida em aortas isoladas de ratos alimentados com frutose. Outros grupos que são Fluvastatina, Dapagliflozina e combinações de Fluvastatina e Dapagliflozina. tratados mostraram respostas relaxantes significativas ao SNP. Enquanto um aumento mais significativo na resposta relaxante foi encontrado em aortas isoladas do tratamento com Fluvastatina e Dapagliflozina.

O stress oxidativo é uma das principais causas da disfunção endotelial na síndrome metabólica. [34,36] Assim, para descobrir o stress oxidativo, foram medidos vários níveis de enzimas antioxidantes na aorta de ratos. A SOD é uma das enzimas mais importantes do sistema de defesa antioxidante do organismo. A principal função da SOD é catalisar a conversão de radicais aniões superóxido (o primeiro produto da formação de radicais de oxigénio) em H2O2, reduzindo assim os efeitos tóxicos devidos a este radical ou a outros radicais livres derivados de reacções secundárias. A CAT, que está presente praticamente em todas as células dos mamíferos, é responsável pela remoção do H2O2. A glutationa peroxidase (GPX) é uma enzima citosólica complementar da CAT para desintoxicar o H2O2 e os hidroperóxidos orgânicos. [81] Os antioxidantes medidos foram a SOD, a CAT, a LPO e o NO. Os níveis de antioxidantes como a SOD, a CAT e o NO eram normais em ratos normais. Em contrapartida, observou-se uma redução significativa de antioxidantes como a SOD, a CAT e o NO nos ratos tratados com frutose. Esta redução da SOD e do NO foi significativamente restaurada pelo tratamento com medicamentos como a Fluvastatina e a Dapagliflozina. Assim, os medicamentos acima referidos foram capazes de reduzir o stress oxidativo em ratos tratados com uma dieta alimentada com frutose. Enquanto o valor de LPO era normal no grupo de controlo. No grupo de controlo, aumentou, o que pode ser devido à obesidade. O nível de LPO foi reduzido ao normal após o tratamento com a combinação de Fluvastatina e Dapagliflozina.

No estudo histopatológico, observámos que o coração de ratos diabéticos tratados com frutose revelou mionecrose focal e infiltração linfocítica (miocardite). Devido ao dano endotelial microvascular que leva à isquemia tecidular, desencadeia-se uma cascata anti-inflamatória que conduz a danos tecidulares locais e à necrose isquémica. A reperfusão do tecido isquémico associada à disfunção endotelial manifesta-se por uma diminuição da dilatação dependente do endotélio nas arteríolas, juntamente com um aumento do radical de oxigénio e uma diminuição do óxido nítrico. O desequilíbrio resultante entre o superóxido e o óxido nítrico na célula endotelial leva à produção e libertação de mediadores anti-inflamatórios (TNF e fator de ativação plaquetária) juntamente com o aumento da biossíntese de moléculas de adesão. A cascata inflamatória aumenta a isquémia intra-compartimental, agravando ainda mais a mionecrose. [83]

No presente estudo, o grupo tratado com frutose mostrou mionecrose focal e infiltração linfocítica, ao passo que o tratamento com fluvastatina, dapagliflozina e combinações de fluvastatina e dapagliflozina mostrou uma melhor arquitetura em comparação com os ratos diabéticos com frutose.

A STZ é um antibiótico produzido pela bactéria Streptomyces achromogens e possui um amplo espetro de propriedades antibacterianas. Contém uma molécula de glicose (na forma desoxi) que está ligada a uma metil nitrosouréia altamente reactiva que se pensa exercer os efeitos citotóxicos da STZ, enquanto a porção de glicose direciona a substância química para as células B pancreáticas. A STZ reconhece o recetor GLUT2 que é abundante nas membranas plasmáticas das células B. Por conseguinte, as células B pancreáticas são um alvo específico da STZ.

Os mecanismos das complicações diabéticas da STZ devem-se principalmente à sobrecarga de glucose. Esta sobrecarga de glicose pode ativar muitas vias metabólicas ou de sinalização que não só tentam eliminar o excesso de glicose, mas também geram mais espécies reactivas de oxigénio, conduzindo ao stress oxidativo e à célula B. Estas vias estimuladas pela hiperglicemia incluem um aumento do rácio NADH/NAD+ ligado à pseudo-hipóxia e ao stress redutor, a via da hexosamina responsável pelas modificações O-GlcNAc das proteínas, a ativação da proteína quinase C, a ativação da via do poliol que resulta na acumulação de sorbitol e frutose, a formação de metilglioxal e de produtos de glicação avançada, a formação de enediol e o stress do retículo endoplasmático. O estabelecimento de que todas estas vias culminam na produção de espécies reactivas de oxigénio, juntamente com a evidência de uma capacidade antioxidante de baixo nível nas células B, pensa-se que seja responsável pela falência secundária das células B diabéticas. No entanto, os mecanismos mitocondriais da glucotoxicidade das células B na diabetes ainda são pouco conhecidos. [82]

O rato diabético STZ apresentou uma diminuição significativa do ganho de peso final, do consumo de alimentos e um aumento da ingestão de líquidos, o que pode dever-se à deficiência de insulina e à utilização desordenada da glucose na diabetes. A combinação de fluvastatina e dapagliflozina restaurou significativamente o ganho de peso e a ingestão de alimentos e de líquidos no rato diabético com STZ.

Os ratos diabéticos com STZ apresentaram um aumento significativo do nível de glicose no sangue, o que se deve principalmente à destruição da célula B do pâncreas, que pode levar à indisponibilidade de insulina e causar perturbações no metabolismo da glicose. A combinação de fluvastatina e dapagliflozina foi significativamente capaz de reduzir o nível de glucose no sangue.

No caso dos diabéticos, a deficiência de insulina leva à mobilização de gordura do tecido adiposo para a corrente sanguínea, pelo que a concentração sanguínea de triglicéridos e AGL aumenta, verificando-se assim um aumento do nível de triglicéridos no soro dos ratos diabéticos com STZ. A fluvastatina, a combinação de fluvastatina e daapagliflozina reduziu significativamente a concentração elevada de triglicéridos no soro dos animais diabéticos com STZ e restaurou o nível de triglicéridos ao normal. Considerando que a Dapagliflozina isolada também foi capaz de reduzir o nível de triglicéridos séricos, mas de forma menos significativa do que a combinação de Fluvastatina e Dapagliflozina.

Nos diabéticos com STZ, o nível de insulina diminui e a lipólise continua sem controlo. O aumento da libertação de ácidos gordos livres (ou seja, não esterificados) dos adipócitos e a sua entrega ao fígado fornecem substrato adicional para a produção hepática de colesterol. O nível de colesterol sérico dos ratos diabéticos com STZ aumentou significativamente, demonstrando a presença de dislipidemia aterogénica. A combinação de Fluvastatina e Dapagliflozina reduziu significativamente o nível de colesterol sérico em ratos diabéticos STZ. Enquanto a dapagliflozina mostrou uma redução menos significativa do colesterol sérico do que a combinação de fluvastatina e dapagliflozina.

Na presente investigação, os ratos diabéticos STZ apresentaram um aumento significativo da pressão arterial sistólica. O tratamento combinado com fluvastatina e dapagliflozina mostrou uma redução significativa da pressão arterial elevada em ratos diabéticos com STZ. O tratamento com dapagliflozina mostrou uma redução menos significativa da pressão arterial elevada em ratos diabéticos STZ.

Verificou-se que a frequência cardíaca diminuiu nos ratos diabéticos com STZ, o que sugere uma disfunção autonómica precoce devida à diabetes. O tratamento crónico com a combinação de fluvastatina e dapagliflozina restaurou a frequência cardíaca ao normal. Isto mostrou que a disfunção autonómica foi normalizada pelo tratamento com o medicamento.

No presente estudo, foi observado o efeito na reatividade vascular à infusão de várias catecolaminas, como a adrenalina, a noradrenalina e a fenilefrina. Registou-se um aumento significativo da resposta pressora à adrenalina, noradrenalina e fenilefrina nos ratos diabéticos com STZ. Este aumento da resposta pressora pode dever-se à presença de hipertensão nos ratos diabéticos alimentados com frutose. O tratamento com a combinação de Fluvastatina e Dapagliflozina reduziu significativamente o aumento da resposta pressora à adrenalina, noradrenalina e fenilefrina em ratos STZ. A sua capacidade de diminuir a resposta pressora atribui-se à sua capacidade de restaurar a pressão arterial elevada em ratos diabéticos STZ. O tratamento com dapagliflozina não mostrou redução do aumento da resposta pressora à adrenalina, noradrenalina e fenilefrina em ratos diabéticos STZ.

No presente estudo, verificou-se uma resposta relaxante normal a doses cumulativas de ACh em aortas isoladas de ratos normais. Ao passo que a resposta relaxante a doses cumulativas de ACh foi significativamente reduzida em aortas isoladas de ratos diabéticos STZ. Este achado é consistente com os relatados anteriormente e indica a presença de disfunção endotelial. O tratamento com Fluvastatina, Dapagliflozina e a combinação de Fluvastatina e Dapagliflozina melhorou significativamente a resposta relaxante à ACh em aortas isoladas de ratos diabéticos STZ, ao passo que se verificou um aumento mais significativo da resposta relaxante nas aortas isoladas do grupo de tratamento com a combinação de Fluvastatina e Dapagliflozina.

Foi observada uma resposta relaxante normal a doses cumulativas de SNP em aortas isoladas de ratos normais. Ao passo que a resposta relaxante a doses cumulativas de SNP foi significativamente reduzida em aortas isoladas de ratos diabéticos STZ. A fluvastatina, a dapagliflozina e a combinação de fluvastatina e dapagliflozina tratadas apresentaram respostas relaxantes significativas à SNP.

Os níveis de antioxidantes como SOD, CAT e NO eram normais em ratos normais. Enquanto se verificou uma redução significativa de antioxidantes como a SOD, a CAT e o NO em ratos tratados com ratos diabéticos com STZ. O nível de SOD e NO foi significativamente restaurado pelo tratamento com medicamentos como a fluvastatina e a dapagliflozina. Assim, a Fluvastatina e a Dapagliflozina reduziram o stress oxidativo em ratos tratados com STZ. Enquanto o valor de

LPO era normal no grupo de controlo normal. Embora tenha aumentado no grupo de controlo, tal pode dever-se à obesidade. O nível de LPO foi reduzido ao normal após o tratamento com a combinação de Fluvastatina e Dapagliflozina.

No estudo histopatológico, o coração dos ratos diabéticos tratados com STZ apresentou mionecrose focal e infiltração linfocítica, ao passo que o tratamento com Fluvastatina, Dapagliflozina e combinações de Fluvastatina e Dapagliflozina apresentou uma melhor arquitetura em comparação com os ratos diabéticos com STZ.

O resultado do estudo indicou que a fluvastatina e a dapagliflozina têm ambas um impacto significativo na disfunção endotelial associada à síndrome metabólica induzida por frutose e STZ (diabéticos). A combinação de fluvastatina e dapagliflozina foi considerada a mais eficaz no tratamento da disfunção endotelial em comparação com os seus medicamentos individuais.

9 CONCLUSÃO

A frutose e a estreptozotocina induziram diabetes em ratos, o que acabou por resultar em disfunção endotelial. A disfunção endotelial foi medida com o relaxamento induzido pela acetilcolina (dependente do endotélio) e o relaxamento induzido pelo nitroprussiato de sódio (independente do endotélio) na aorta torácica do rato. Para inverter a disfunção endotelial, a manutenção da pressão arterial é o fator mais importante e a fluvastatina foi a mais significativa nesse sentido. A fluvastatina mostrou um impacto significativo na disfunção endotelial. A dapagliflozina, que controla a diabetes, também foi capaz de reduzir a disfunção endotelial. No entanto, a combinação de fluvastatina com dapagliflozina revelou-se mais eficaz no controlo da disfunção endotelial do que o medicamento individual.

Assim, pode concluir-se que as estatinas (Fluvastatina) e o antidiabético (Dapagliflozina) reverteram a disfunção endotelial reduzindo as complicações metabólicas e cardiovasculares. Mas a combinação de Fluvastatina com Dapagliflozina mostrou um efeito significativo na disfunção endotelial. Por conseguinte, a combinação destes medicamentos pode ser preferida para tratar a disfunção endotelial na diabetes, desde que a presente descoberta possa ser extrapolada em estudos com animais e humanos.

10 ÂMBITO FUTURO

8. ÂMBITO DE APLICAÇÃO FUTURO:

Os resultados do presente estudo indicaram que a combinação de Fluvastatina e Dapagliflozina mostrou um melhor efeito de melhoria na disfunção endotelial em comparação com o medicamento individual.

50, A combinação destes fármacos pode ser preferida para tratar a disfunção endotelial, desde que a presente descoberta possa ser extrapolada em estudos com animais e humanos. Podem ser efectuados mais estudos para descobrir o mecanismo exato de ação a nível molecular.

11 REFERÊNCIAS

1. Krentz AJ, Wong ND, Metabolic syndrome and cardiovascular disease, Epidemology, assessment, and Management. Nova Iorque: Informa Healthcare USA Inc.; 2007: 1-3.

2. Wild SH, Byrne CD, The metabolic syndrome. West Sussex: John Wiley and sons, Ltd; 2005: 2-6.

3. Alberti GM, A Síndrome Metabólica: Actas do workshop de consenso único por iniciativa da federação internacional de diabetes. Bélgica; 2006: 5-15.

4. Relatório de uma consulta da OMS: Definição, diagnóstico e classificação da diabetes mellitus e das suas complicações. Departamento de Vigilância das Doenças Não Transmissíveis da Organização Mundial de Saúde, Genebra; 1999: 7-21.

5. Schalkwijk CG, Stehouwer DA, Complicações vasculares na diabetes mellitus: o papel da disfunção endotelial. *Clin Sci* 2005; 109: 143-59.

6. D'Souza A , Patogénese e fisiopatologia da aterosclerose acelerada no coração diabético. Mol cell biochem 2009; 331(1-2): 89-116.

7. Kumar S, Stephen R. Insulin resistance: insulin action and its disturbances in disease (Resistência à insulina: ação da insulina e suas perturbações na doença). West Sussex: John Wiley & Sons Ltd; 2004: 467-78.

8. Laws A. Insulin resistance: The metabolic syndrome X. New Jersey: Humana Press Inc.; 1999: 267-70.

9. O'Rahilly S. Insulin resistance and cardiovascular disease. Reino Unido; Bio-Scientifica 1999: 54-70.

10. Cavallerano J. Orientações para a prática clínica em optometria: Cuidados com o paciente com diabetes mellitus. Associação Americana de Optometria; 2009: 54-65.

11. Relatório abreviado de uma consulta da OMS. Utilização da hemoglobina glicada (HbA1c) no diagnóstico da diabetes mellitus. Organização Mundial de Saúde; 2011.

12. Laurence LB, Keith LP. Goodman and Gilman's: manual of pharmacology and therapeutics. New York: McGraw-hill medical publishing division; 2008: 545, 1041.

13. Mark AC, Thomas FL, Diabetes e doença vascular: Pathophysiology, clinical consequences and medical therapy: Parte I. Circulation 2003; 108: 1527-32.

14. Ishii H, Koya D, Protein kinase C activation and its role in the development of vascular complications in diabetes mellitus. J Mol Med 1998; 76: 21-31.

15. Cosentino F, Hishikawa K, High glucose increases nitric oxide synthase expression and superoxide anion generation in human aortic endothelial cells. Circulation 1997; 96: 25-28.

16. Heitzer T, Krohn K , Tetrahydrobiopterin improves endothelium-dependent vasodilation by increasing nitric oxide activity in patients with type-II diabetes mellitus. Diabetologia 2000; 43: 1435-38.

17. Ulrich H , Mechanisms underlying endothelial dysfunction in diabetes mellitus (Mecanismos subjacentes à disfunção endotelial na diabetes mellitus). Circ Res 2001; 88: e14-22.

18. Beck NH, Alford F, Insulin action and its disturbances in disease. West Sussex: John Wiley and Sons Ltd.; 2005: 164-67.

19. Haffner SM, Stern MP,Cardiovascular risk factors in confirmed prediabetic individuals. Será que o relógio da doença coronária começa a contar antes do início da diabetes clínica? JAMA 1990; 263(21): 2893-8.

20. Pradhan AD, Manson JE, C-reactive protein, interleukin 6, and risk of developing type 2 diabetes mellitus. JAMA 2001; 286(3): 327-34.

21. Pinkney JH, Stehouwer CD, Endothelial dysfunction: cause of the insulin resistance syndrome (Disfunção endotelial: causa da síndrome de resistência à insulina). Diabetes 1997;

46(suppl 2): S9-13.
22. James BM, Biomarkers of endothelial dysfunction and risk of type-2 diabetes mellitus (Biomarcadores de disfunção endotelial e risco de diabetes mellitus tipo 2). JAMA 2004; 291(16): 1978-86.
23. Angelo A, Endothelial dysfunction in type-2 diabetes mellitus. Nut Metab & Cardiovasc Dis 2006; 16: S39-S45.
24. Calles EJ, Type-2 diabetes: uma doença, múltiplos factores de risco cardiovascular. Coron Artery Dis. 1999; 10: 23-30.
25. Cosentino F, Luscher TF. Disfunção endotelial na diabetes mellitus. *J* Cardiovasc Pharmacol 1998; 32(Suppl 3): S54-S61.
26. Jorgre CE, Marilyn C. Diabetes e disfunção endotelial: Uma perspetiva clínica. Endocrine Reviews 2002; 22(1): 36-52.
27. Kinlay S, Libby P, Endothelial function and coronary artery disease (Função endotelial e doença arterial coronária). Curr Opin Lipidol 2001; 12: 383-89.
28. Collins T, Cybulsky MI. NF-kappa B: mediador fulcral ou espetador inocente na aterogénese? J Clin Invest 2001; 107: 255-64.
29. McVeigh GE, Brennan GM, Impaired endothelium dependent and independent vasodilation in patients with type-2 (non-insulin-dependent) diabetes mellitus. Diabetologia 1992; 35: 771-76.
30. De Vriese AS, Verbeuren TJ, Endothelial dysfunction in diabetes. Br J Pharmacol 2000; 130: 963-74.
31. Noyan G, Predictive value of noninvasively determined endothelial dysfunction for long-term cardiovascular events in patients with peripheral vascular disease. J Am Coll Cardiol 2003; 41: 1769-75.
32. Hua C, David GH. Endothelial dysfunction in cardiovascular diseases: O papel do stress oxidante. Circ Res 2000; 87: 840-44.
33. Dupont GP, Huecksteadt TP, Regulation of xanthine dehydrogenase and xanthine oxidase activity and gene expression in cultured rat pulmonary endothelial cells. *J* Clin Invest 1992; 89: 197-202.
34. Nakazono K, Watanabe N, Does superoxide underlie the pathogenesis of hypertension? Proc Natl Acad Sci U S A. 1991; 88: 10045-48.
35. Bhunia AK, Han H, Redox-regulated signaling by lactosylceramide in the proliferation of human aortic smooth muscle cells. J Biol Chem 1997; 272: 1564249.
36. Griendling KK, Minieri CA , Angiotensin II stimulates NADH and NADPH oxidase activity in cultured vascular smooth muscle cells. Circ Res 1994; 74: 114148.
37. Kerr S, Brosnan MJ, A produção de aniões superóxido está aumentada num modelo de hipertensão genética: papel do endotélio. *Hypertension* 1999; 33: 1353-58.
38. Murray A, Ewing DJ, Variações do intervalo RR em jovens diabéticos do sexo masculino. Br Heart J 1975; 37: 882-85.
39. Maeda CY, Fernandes TG , Disfunção autonómica na diabetes experimental de curta duração. Hypertension 1995; 26 (Parte 2): 1000-04.
40. Schaan BD, Curso temporal das mudanças na variabilidade da freqüência cardíaca e da pressão arterial em ratos diabéticos induzidos por estreptozotocina tratados com insulina. Braz J Med Biol Res 1997; 30: 1081-86.
41. Eckberg DL, Harkins SW, Baroreflex control of plasma norepinephrine and heart period in healthy subjects and diabetic patients. J Clin Invest 1986; 78: 366-74.
42. Rubler S, Arvan SB. Exercise testing in young asymptomatic diabetic patients. Angiologia 1976; 27: 539-48.
43. Pfeifer MA, Weinberg CR , Autonomic neural dysfunction in recently diagnosed diabetic

subjects. Diabetes Care 1984; 7: 447-43.
44. Young RJ, Ewing DJ , *Nerve* function and metabolic control in teenage diabetics (Função nervosa e controlo metabólico em adolescentes diabéticos). Diabetes 1983; 32: 142-47.
45. Roy TM, Peterson HR , Autonomic influence on cardiovascular performance in diabetic subjects. Am J Med 1989; 87: 382-88.
46. Kristine K, Effects of streptozotocin-induced diabetes on heart rate, blood pressure and cardiac autonomic nervous control. J Auton Nerv Syst 1998; 69: 21-30.
47. Oscar A, Oparil S, Hipertensão essencial: Parte I: Definição e etiologia. Circulation 2000; 101: 329-35.
48. Krentz AJ, Wong ND, Metabolic syndrome and cardiovascular disease, Epidemology, assessment, and Management. Nova Iorque: Informa Healthcare USA, Inc.; 2007: 79-81.
49. Cleland SJ, Connell MC. Insulin Resistance: Insulin action and its disturbances in disease. West Sussex: John Wiley and Sons, Ltd.; 2005: .465-69.
50. Rabie ME, efeito comparativo de Aliskiren e Telmisartan na síndrome metabólica induzida por dieta rica em frutose em ratos. Revista Europeia de Farmacologia2015;
51. Nade V. S, proteção contra a disfunção endotelial por pioglitazona e Irbesartan em ratos diabéticos alimentados com frutose. revista internacional de desenvolvimento e tecnologia farmacêutica. 2014;4(3):197-203
52. Mohamed A, Montelukast and irbesartan ameliorate metabolic and hepatic disorder in fructose-induced metabolic syndrome in rats. Revista Europeia de Farmacologia. 2014; 724:204-210
53. Prakash P, Silymarin ameliorates fructose induced insulin resistance syndrome by reducing de novo hepatic lipogenesis in the rat. Revista Europeia de Farmacologia. 2014; 727:15-28
54. Versari D, Effect of verapamil, trandolapril and their combination on vascular function and structure in essential hypertensive patients. Atherosclerosis 2009; 205:214-220
55. Matsuzaki G, Comparação do efeito vasculoprotector da benidipina e do losartan num modelo de síndrome metabólico em ratos. Revista Europeia de Farmacologia 2008; 205:214-220
56. Furman B. L, Modelos diabéticos induzidos por estreptozotocina em ratinhos e ratos. Protocolo atual em farmacologia 2015;70:5.47.1-5.47.20
57. Palanisamy A, O efeito da mangiferina isolada de Salacia chinensis regula o metabolismo dos hidratos de carbono nos rins de ratos diabéticos com estreptozotocina. Jornal do Pacífico Asiático de biomedicina tropical 2012; S1583-S1587
58. Zeydanli EN, Doxycycline ameliorates vascular endothelial and contractile dysfunction in the thoracic aorta of diabetic rats. Cardiovasc Toxicol 2011;11(2):134-147
59. Miodrag Janic , As doses subterapêuticas de fluvastatina e valsartan são mais eficazes do que as doses terapêuticas para proporcionar efeitos pleotrópicos cardiovasculares benéficos no rato: um estudo de prova de conceito. farmacologia vascular 2017;
60. Aoki C, Fluvastatin upregulates endothelial nitric oxide synthase activity via enhancement of its phosphorylation and expression and via an increase in tetrahydr obiopterin in vascular endothelial cell. international journal of cardiology 2012; 156:55-61
61. Lee C, A fluvastatina atenua a lesão de órgãos induzida por choque hemorrágico grave em ratos. Ressuscitação 2009, 80.372-378
62. Li Hongliang, O medicamento antidiabético dapagliflozina induz vasodilatação através da ativação dos canais PKG e Kv. ciências da vida 2018; 197: 46-55
63. Abdel-Wahab AF, Efeito protetor renal do inibidor SGLT2 dapagliflozina sozinho e em combinação com irbesartan em modelo de rato de nefropatia diabética. biomedicina e farmacoterapia 2018; 103:59-66
64. Kosiborod M, Eficácia e Segurança dapagliflozina em paciente com diabetes tipo 2 e

insuficiência cardíaca concomitante. Jornal de diabetes e suas complicações 2017;(16):861- 868
65. Malkoff J, Non-invasive blood pressure for mice and rats. Kent scientific Corporation 2004:1-4
66. Balaraman R, Hingorani H, Estudos sobre o efeito anti-hipertensivo da abana em ratos.Ind j pharmaco 1993;25:209-214.
67. Honda H, Ushijima D. A regional variation of acetylcholine-induced relaxation in different segments of rat aorta. Physiology & Behavior 1998; 63: 55-58.
68. Hadi AR, Jassim AS, Endothelial dysfunction cardiovascular risk factors, therapy and outcome. vascular health and risk management 2005; I(3):183-198
69. Gad SC. Animal models in toxicology. New York: Taylor and Francis group; 2007; 167-71, 188.
70. Subramani P, Khor MZ, Ramasamy R, Recolha de amostras de sangue retro-orbital em ratos, um artigo em vídeo. Relatório PTB 2015;1(2):37-40
71. Vliet BN, Chafe L,. Métodos diretos e indirectos utilizados para estudar a pressão arterial. J Pharmacol Toxicol Meth 2000; 44: 361-73.
72. Unlugenc H, Remifentanil produces vasorelaxation in isolated rat thoracic aorta strips. Ata anasthesiol scand 2003; 47:65-69
73. Giang H, Luteolin induces vasorelaxation in rat thoracic aorta via calcium and potassium channels. Pharmazie 2005; 60:444-447
74. Goth L. Um método simples para a determinação da atividade da catalase sérica e revisão do intervalo de referência. Clinics Chimica Ata 1991; 196: 143-52.
75. Luck H. Methods of enzymatic analysis (Métodos de análise enzimática). Academic Press; Nova Iorque 1971: 885-93
76. Kono Y. Generation of superoxide radical during autoxidation of Hydroxylamine and an assay for superoxide dismutase. Arch Biochem Biophys 1978; 186(1): 18995.
77. Wills ED. Mechanism of lipid peroxide formation in animal tissues (Mecanismo de formação de peróxido de lípidos em tecidos animais). Biochem 1966; 99: 667-76.
78. Griess. Kit de reagentes de Griess para a determinação de nitratos. Sondas moleculares 2003.
79. Forbes JM, Advanced glycation end product interventions reduce diabetes- accelerated atherosclerosis. Diabetes 2004; 53:1813-23
80. Endemann DH, Schiffrin EL, Disfunção endotelial. J am soc nephrol 2004; 15:1983-1992
81. Wu J , Diabetes tipo -1 induzida por estreptozotocina em roedores como modelo para estudar o mecanismo mitocondrial da glucotoxicidade das células β da diabetes. Diabetes , síndrome metabólica e obesidade .alvos e terapia 2015;8:181-188
82. Zhang L , Dapagliflozin treatment in patient with different stages of type 2 diabetes mellites effect on glycemic control and body weight. Diabetes obesidade e metabolismo.2010;12:510-516
83. Hortan WB, Diabetic muscle infarction a systematic review .open research and care. 2015; 3:82-89

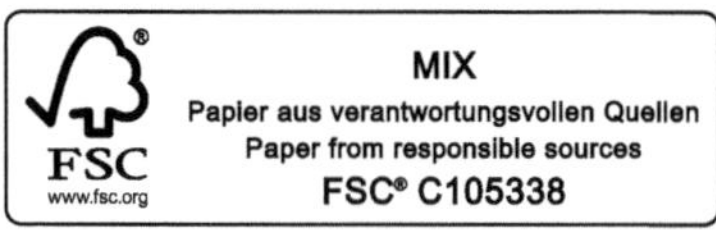

Printed by Books on Demand GmbH, Norderstedt / Germany